Inhalt

Vorwort

Das vorliegende Buch strebt an, einen Überblick über den gegenwärtigen Stand des Wissens über HIV/Aids zu geben. Bereits ein kurzer Blick in das Inhaltsverzeichnis zeigt die Vielfältigkeit der Problembereiche, die hier angesprochen sind. HIV/Aids ist eine Erkrankung, die fast alle Aspekte menschlichen Lebens betrifft: Die Ursachen liegen im sozialen, ökonomischen und politischen Bereich; medizinische Grundlagen sind notwendig, um die Krankheit und die Behandlungsmöglichkeiten zu verstehen; als Krankheit, die hauptsächlich durch Sexualkontakte, und zu einem zunehmenden Teil auch im Zusammenhang mit Drogengebrauch, übertragen wird, sind viele psychologische, religiöse und ethnologische Aspekte zu berücksichtigen; für eine wirksame Vorbeugung und Bekämpfung muss man auf erziehungswissenschaftliche, gesundheitspädagogische und gruppendynamische Erkenntnisse zurückgreifen.

Es ist unmöglich, all diese Aspekte und Wissensgebiete in einer relativ kurzen Abhandlung umfassend darzustellen. Darum kann es sich nur um eine Einführung handeln. Ein ausführliches Literaturverzeichnis lädt ein zur Vertiefung der Problematik. Außerdem muss darauf hingewiesen werden, dass es bei kaum einem anderen wissenschaftlichen Thema so rasante Veränderungen gibt wie gerade bei HIV/Aids. Es kann daher der Fall sein, dass einzelne Erkenntnisse sich nach einiger Zeit als überholt herausstellen oder zumindest in der Fachliteratur kontrovers diskutiert werden. Außerdem werden ständig aktualisierte Datensammlungen über den Verlauf der Epidemie und einzelner ihrer Aspekte veröffentlicht. Um diesen Neuerungen gerecht zu werden, sind Teile des Buches auch im Internet verfügbar und sollen zweimal jährlich aktualisiert werden. Trotzdem bleiben eine Vielzahl von Erkenntnissen und Erfahrungen im Umgang mit HIV/Aids, die als Basis gültig bleiben und die auch die Herausgabe eines solchen Buches gerechtfertigt und wünschenswert erscheinen lassen.

Das Buch richtet sich an Interessierte, die das Thema HIV/Aids vertiefen wollen: z. B. an Mitglieder von Basisgruppen, die sich im Aktionsbündnis gegen Aids (Aids-Kampagne) engagieren; an Kirchengemeinden, die Partnerschaftsbeziehungen nach Übersee pflegen; an MitarbeiterInnen in der kirchlichen und nicht-kirchlichen Entwicklungszusammenarbeit; und an alle Menschen, die sich mit der Problematik von HIV/Aids in unserer globalen Welt auseinandersetzen. Das Buch ist so aufgebaut, dass es als Nachschlagewerk dienen kann, das heißt, es muss nicht notwendigerweise vollständig gelesen werden. Einzelne Abschnitte sollen auch in sich selbst verständlich sein. Aus diesem Grunde kann es gelegentlich zu Überschneidungen kommen.

Ein Glossar zur Erläuterung der benutzten Fachbegriffe oder Abkürzungen soll das Verständnis erleichtern. Dabei muss insbesondere auf die Verwendung von spezifischen Fachausdrücken hingewiesen werden, die sich kaum ins Deutsche übersetzen lassen. In der internationalen Diskussion haben sich Begriffe wie „care“, „counselling“ oder „peer group“ durchgesetzt, für die es im Deutschen keine eindeutige Entsprechung gibt oder die nur sehr umständlich erläutert werden können. Wir haben daher auf eine konsequente Eindeutschung verzichtet und verweisen im Zweifelsfall auf unser Glossar.

Das Buch räumt der Diskussion des religiösen und kirchlichen Rahmens im Zusammenhang mit HIV/Aids einen breiten Raum ein. Dieses ergibt sich zum einen aus dem hohen Stellenwert, den Religion und Spiritualität im Leben vieler Menschen haben; und zum anderen aus der Bedeutung, die Kirchen und religiöse Gemeinschaften weltweit im Kampf gegen HIV/Aids haben. Es ist dem Autor und der Autorin ein Anliegen, diesen Kontext, der in anderen Darstellungen oft eher kurz behandelt wird, in der ihm zukommenden gebührenden Weise zu behandeln.

Beide Autoren haben das von HIV/Aids verursachte unbeschreibliche menschliche Elend in Afrika über viele Jahre miterlebt. Sie sind darüber hinaus beide aktiv an der Gestaltung und Umsetzung von HIV/Aids-Programmen in Afrika, Asien und Osteuropa beteiligt: in der Programmberatung für Werke der Entwicklungszusammenarbeit, für den Ökumenischen Rat der Kirchen und den Globalen Fonds zur Bekämpfung von Aids, Tuberkulose und Malaria. Einigkeit besteht darin, dass HIV/Aids eine der schwerwiegendsten Bedrohungen menschlichen Lebens in unserer Zeit und eines der wichtigsten Probleme für die sozio-ökonomische Entwicklung vieler Länder darstellt. Darum muss mit vereinten Kräften alles getan werden, um dieser Katastrophe entgegenzuwirken. Es ist der aufrichtige Wunsch der Autoren, dass dieses Dokument zu einer wirksamen Bekämpfung von HIV/Aids beitragen kann.

Der spezielle Dank der Autoren gilt den Werken Brot für die Welt, Evangelischer Entwicklungsdienst und Evangelisches Missionswerk in Deutschland. Diese Organisationen, die in der globalen Bekämpfung von HIV/Aids auf vielfältige Weise engagiert sind, haben die Herausgabe dieses Buches ermöglicht.

Schließlich ist es uns ein Anliegen, unseren Kolleginnen im Difäm, Dr. Beate Jakob und Dr. Ramona Gresch-Bruder, ganz herzlich für die Überarbeitung des Manuskripts zu danken.

Besonders hervorzuheben ist die gute und vertrauensvolle Zusammenarbeit mit dem Lembeck Verlag und dem Verlagsleiter, Herrn Dr. Wolfgang Neumann. Ohne sein großes Engagement für die Thematik, um die es in diesem Buch geht, wäre die Verwirklichung dieses Projekts nicht denkbar gewesen.

Tübingen, im März 2003

Dr. Sonja Weinreich　　　　Dr. Christoph Benn

Vorwort zur überarbeiteten Neuauflage

Für die Neuauflage wurden die Daten zur Ausbreitung von HIV/Aids auf den neuesten Stand gebracht und weitere Erkenntnisse und Entwicklungen, die sich seit der Erstauflage 2003 ergeben haben, eingearbeitet. Besonders erwähnen möchten wir hier die wertvollen Hinweise von Dr. Beate Jakob für den Abschnitt „Kirche, Theologie und Aids". Ihr gilt unser herzlicher Dank und Anerkennung.

Im Ganzen hat sich – seit der Erstauflage 2003 – nichts geändert an der Einschätzung, dass HIV/Aids eine Katastrophe der menschlichen Entwicklung im weltweiten Maßstab bedeutet. Nach wie vor breitet sich HIV und Aids weiter aus, und nach wie vor bleibt die weltweite Reaktion hinter den Erfordernissen durch das Fortschreiten der Epidemie weit zurück. Eine besonders beunruhigende Entwicklung ist die zunehmende Betroffenheit von Frauen und Mädchen.

Vor allem in den Bereichen „Aids-Behandlung in den armen Ländern" und Ressourcenerhöhung besteht jedoch Grund zu einer vorsichtig optimistischen Beurteilung der Entwicklung. Daran haben viele Menschen, auch im Bereich der Zivilgesellschaft und der Kirchen, mitgearbeitet.

HIV/Aids darf nicht isoliert betrachtet und bekämpft werden. Es steht in engem Zusammenhang mit anderen Faktoren, die menschliche Entwicklung erschweren oder verhindern, wie Armut, Gender-Ungerechtigkeit, Krankheiten und Verletzungen der Menschenrechte und Menschenwürde. In den nächsten Jahren ist verstärkt „politischer Wille" der Entscheidungsträger/innen vonnöten, und es wird einer weiteren Erhöhung der Ressourcen für den Kampf gegen Aids bedürfen, um der Epidemie und ihren verheerenden Folgen für menschliches Leben auf dieser Erde wirklich Einhalt zu gebieten.

Angesichts der zunehmenden Bereitschaft vieler Menschen, die Probleme im Zusammenhang mit HIV und Aids offensiv und konstruktiv anzugehen, sind die Autorin und der Autor jedoch zuversichtlich, dass Veränderung möglich ist und die Menschheit durch gemeinsame Anstrengungen einen Weg finden kann, dieser Katastrophe wirksam zu begegnen.

Weitere Informationen zu HIV/Aids und Links zu anderen Websites finden Sie auf der Homepage des Difäm www.difaem.de und des Aktionsbündnisses gegen Aids www.aids-kampagne.de.

Tübingen und Genf, im Mai 2005

Dr. Sonja Weinreich — Dr. Christoph Benn

1 Medizinische Grundlagen

1.1 Krankheitsverlauf

- „HIV“ steht für Humanes Immun-Defizienz-Virus (menschliches Immunschwäche-Virus). Es ist ein „Retrovirus“, das Zellen des menschlichen Immunsystems angreift und ihre Funktionen behindert bzw. zerstört. Eine HIV-Infektion resultiert in einer fortschreitenden Schwächung der Abwehrkräfte des Körpers, der „Immunschwäche“. Diese lässt den Organismus schutzlos gegenüber verschiedenen Krankheiten und führt letztlich, unbehandelt, zum Tod.
- Die Infektionen mit HIV werden durch **zwei Virustypen** verursacht: HIV-1 und HIV-2. HIV-1 ist weltweit vorherrschend. Es wird in **Subtypen** unterteilt, die regional unterschiedlich auftreten: A-D, F- H, J und K. Subtyp B wird überwiegend in Westeuropa, Amerika und der Karibik gefunden. Subtyp C ist weit verbreitet im südlichen und östlichen Afrika und in Indien, Subtyp E in Südostasien. Ca. 50 % aller Infektionen weltweit sind durch Subtyp C hervorgerufen. In Zentralafrika gibt es eine Vielzahl von Subtypen. Daneben gibt es über ein Dutzend Virusvarianten, so genannte Zirkulierende Rekombinante Formen (CRF). Ihre Struktur ist eine Mischung der bekannten Subtypen.

HIV-1 wird in Subtypen unterteilt, die regional unterschiedlich auftreten.

- Subtyp B ist vor allem mit homosexueller Übertragung und Drogengebrauch assoziiert, u. a. in der sich ausbreitenden Epidemie in Osteuropa und Russland. In Indien und China erfolgt die heterosexuelle Übertragung überwiegend durch **Subtyp C** und in Thailand durch rekombinante Formen. Es ist nicht klar, ob einige Subtypen und rekombinante Formen leichter zu übertragen oder infektiöser sind als andere.
- Auf molekularer Ebene verändert sich das Virus ständig. Das Enzym „Reverse Transkriptase“ ist essenziell für die Vermehrung des Virus. Bei dieser Vermehrung treten „Fehler“ auf, die zu Mutationen führen, durch die sich das Virus ständig ändern und anpassen kann. Zusammen mit der extrem hohen Rate der Vermehrung führt das zu einer enormen **genetischen Variabilität** der neu produzierten Viren.

Die extrem hohe Rate der Vermehrung und die „Fehler“ bei der Virusvermehrung führen zu einer hohen genetischen Variabilität des Virus.

- HIV-2 tritt vorwiegend in Westafrika auf und scheint nach den bisher vorliegenden Untersuchungen weniger aggressiv zu sein als HIV-1. Doppelinfektionen kommen vor.
- Eine HIV-Infektion folgt typischerweise dem folgenden Verlauf:
  - Bei einigen Menschen tritt wenige Wochen nach der Infektion eine **akute HIV-Krankheit** mit einem grippeähnlichen Krankheitsbild (primäre akute Infektion) auf. Diese wird aber meist

nicht mit der HIV-Infektion in Verbindung gebracht und führt nur selten zu einer weiterführenden Diagnostik. Die Viruslast[1] ist hoch.

- Es folgt eine jahrelange **Periode ohne klinische Symptome**, mit fortwährender Zerstörung von CD-4-Zellen und Neubildung von Virus. Dies kann jedoch ausbalanciert werden und führt daher nicht zu Krankheitserscheinungen. Der/die Infizierte fühlt sich gesund und erscheint gesund. Durch Laboruntersuchungen kann aber der Krankheitsfortschritt dokumentiert werden. Diese Inkubationszeit, d. h. der Zeitraum von der Ansteckung mit dem Virus bis zum Auftreten der Krankheitssymptome, ist vergleichsweise lang und beträgt 8 bis 10 Jahre. Bei Neugeborenen und Kleinkindern ist die Inkubationszeit wesentlich kürzer, bedingt durch das noch nicht voll ausgereifte Immunsystem.
- Immunschwäche mit HIV-bezogenen und **opportunistischen Erkrankungen**.
- Das Stadium **Aids**. Dies tritt Monate bis Jahre nach dem ersten Auftreten von Symptomen und Krankheiten auf, und ist abhängig u. a. vom Vorhandensein von medizinischer Behandlung.

CD-4-Zellen sind eine Untergruppe der weißen Blutkörperchen. Die Zahl dieser Zellen ist ein Maß für die immunologische Reaktionsfähigkeit des Organismus, also für das Fortschreiten der HIV-Infektion.

- **CD-4-Zellen**[2] sind eine Untergruppe der Lymphozyten, diese gehören zu den weißen Blutkörperchen. Das Virus greift diese Zellen spezifisch an und bedient sich ihrer zu seiner Vermehrung. Die Zahl dieser Zellen ist ein Maß für die immunologische Reaktionsfähigkeit des Organismus, also für das Fortschreiten der HIV-Infektion. Sie dient auch der Überwachung der Behandlung mit antiretroviralen Medikamenten. Der Normwert liegt bei 600–1.300 Zellen/μl Blut.
- Bei dem Prozess der Virusvermehrung und anschließenden Freisetzung von neugebildeten Viren gehen die CD-4-Zellen zugrunde. In der Regel nehmen die Zellen etwa 4 bis 6 Jahre nach der Infektion kontinuierlich ab bis zum vollständigen Zusammenbruch des Immunsystems. Als **krankheitsdefinierend für „Aids“** gilt ein CD-4-Wert von <200 Zellen/μl.

Aids ist die letzte Phase der HIV-Krankheit und charakterisiert durch das Auftreten von opportunistischen Infektionen.

- **„Aids“ ist ein Syndrom verschiedener Symptome** und Krankheitsbilder, hervorgerufen durch die Schwächung des Immunsystems als Folge einer Infektion mit HIV. Es ist die letzte Phase der HIV-Krankheit und charakterisiert durch das Auftreten einer Vielzahl von opportunistischen Infektionen, die Folge des Versagens der Immunabwehr sind. Dazu gehören Lungenentzündungen, Hautkrankheiten, Durchfallerkrankungen und Gehirnhautentzündungen. Weitere neurologische Symptome sind Gedächtnisverlust und Gangstörungen. Außerdem treten bestimmte For-

---

1 Viruslast gibt die Anzahl der Viren im Blut an.

2 Auch Helferzellen genannt.

men von Tumoren, wie das Kaposi-Sarkom, gehäuft auf. In Afrika ist die Tuberkulose die häufigste opportunistische Infektion.

- Der Tod tritt **bei unbehandelter Infektion** nach Ausbruch von Aids innerhalb von Monaten bis zwei Jahren ein. Es gibt Hinweise darauf, dass die Krankheitsphase bei Mangelernährung verkürzt sein kann.[3]
- Es wird immer wieder gefragt, ob es möglich ist, dass Menschen mit einer HIV-Infektion nicht bis zum Stadium Aids fortschreiten. Nach heutigem Wissensstand ist dies jedoch immer der Fall, wenn die Krankheit nicht behandelt wird. Der Verlauf der Krankheit und das Auftreten von Aids **variieren jedoch erheblich** bei verschiedenen Menschen. Ungefähr 10 % aller Infizierten entwickeln Aids-Symptome sehr schnell in den ersten Jahren der Infektion, und weitere 10 % bleiben bis zu 15 Jahre und länger nach der Infektion ohne Aids-Symptome. Durchschnittlich jedoch entwickelt sich Aids 8 bis 10 Jahre nach der Infektion, wenn keine antiretrovirale Therapie durchgeführt wird.

1.2 HIV-Tests

- Eine HIV-Infektion lässt sich, theoretisch, durch den **Nachweis des Virus selbst** nach 1–2 Wochen nach Infektion mittels einer Polymerase-Kettenreaktion (PCR) nachweisen. Diese ist jedoch sehr teuer und aufwändig und wird daher nicht routinemäßig angewandt.

> Nach 6 bis 8 Wochen können durch HIV-Tests Antikörper im Blut nachgewiesen werden.

- Nach einigen Wochen beginnt der Organismus mit der Produktion von spezifischen Antikörpern gegen HIV[4]. Diese können durch die üblicherweise verwendeten HIV-Tests ab ca. 6 bis 8 Wochen (teilweise auch erst später) nach der Infektion nachgewiesen werden. Die Zeit zwischen dem Infektionszeitpunkt und dem Nachweis von Antikörpern wird **„window period“** (Fensterperiode) genannt.
- Die normalerweise angewendeten **HIV-Tests** weisen also Antikörper und nicht das Virus selbst nach. Wenn der/die Betroffene in der Fensterperiode ist, kann es daher sein, dass eine HIV-Infektion zwar vorliegt, der Test aber negativ ausfällt.

> Nach einer erfolgten Infektion bleibt der **HIV-Test lebenslang positiv**, da das Virus nicht mehr aus dem Organismus verschwindet, auch nicht unter antiretroviraler Therapie.

- Nach einer erfolgten Infektion bleibt der **HIV-Test lebenslang positiv**, da das Virus nicht mehr aus dem Organismus verschwindet, auch nicht unter antiretroviraler Therapie. In ganz seltenen Fällen kann ein HIV-Test bei sehr eingeschränkter Immunabwehr wieder negativ werden. Dann ist zwar das Virus

3 Jaffar et al 2004. Bei Kindern ist die Krankheitsdauer sehr viel kürzer, bedingt durch das nicht ausgereifte Immunsystem.

4 Bestimmte Eiweiße im Blut.

noch vorhanden, es werden jedoch keine Antikörper mehr produziert.

- Bei **Kindern**, die von einer HIV-positiven Mutter geboren werden, ist der HIV-Test bis zu 18 Monate nach der Geburt immer positiv, da sie Antikörper von der Mutter besitzen, die der Test anzeigt, auch wenn sie selbst nicht infiziert sind. Erst nach dieser Zeit ist ein HIV-Test sinnvoll, da erst dann die eigene Antikörperproduktion des Kindes anzeigt, ob es HIV-positiv oder HIV-negativ ist. Ein PCR-Test kann allerdings schon vorher die Anwesenheit des Virus nachweisen.
- **HIV-Schnelltests** („rapid tests") haben den Vorteil, dass das Ergebnis schon innerhalb weniger Minuten bereit steht, und dass sie auch ohne Laboreinrichtung durchgeführt werden können. Das macht sie für die Verwendung unter eingeschränkten Ressourcen geeignet. Die heute verwandten und von der Weltgesundheitsorganisation (WHO) empfohlenen HIV-Schnelltests sind sehr zuverlässig. [5]
- Es wird erwartet, dass in naher Zukunft auch **HIV-Tests aus dem Speichel** einer Person gemacht werden können. Das hätte den Vorteil, dass kein Blut mehr für den Test abgenommen werden müsste; damit wäre der Prozess einfacher und die Gefahr einer Stichverletzung minimiert.

1.3 Übertragungswege

- HIV wird durch vier verschiedene **Infektionswege** übertragen: Sexualverkehr (vaginal, anal, oral); Blut und Blutprodukte; Injektionsnadeln und Instrumente; Mutter-Kind-Übertragung von einer HIV-infizierten Frau auf ihr Kind während der Schwangerschaft, unter der Geburt oder durch die Muttermilch (perinatale oder vertikale Übertragung). Die **Wahrscheinlichkeit für eine HIV-Übertragung** variiert sehr stark je nach Übertragungsweg.

Das Risiko der HIV-Übertragung bei einem Sexualkontakt ist bei einer hohen Viruslast und beim Vorliegen von sexuell übertragbaren Erkrankungen wesentlich erhöht.

- Das Risiko für die Übertragung von HIV durch einen infizierten auf einen nicht-infizierten Partner/in durch ungeschützten **Sexualverkehr** wird erhöht durch hohe Viruslast (also im ersten Stadium bald nach der Infektion und im Stadium von opportunistischen Infektionen und Aids); beim Vorliegen von ulzerierenden Geschlechtskrankheiten kann das **Übertragungsrisiko bis zu 30-fach** erhöht sein.
- Das Risiko der HIV-Übertragung von einem **Mann auf eine Frau ist bis zu 7mal höher** als von einer Frau auf einen Mann, bedingt durch die anatomischen und physiologischen Gegebenheiten. Das Virus verbleibt länger im Körper der Frau. Besonders

5 WHO 2005 Test kit evaluations.

hoch ist es für junge Mädchen und bei der Anwendung von sexueller Gewalt.

- Ein hohes Risiko besteht auch bei analem Verkehr; bei oralem Sex ist es geringer.
- Studien haben gezeigt, dass das Risiko nach **Stichverletzung** mit einer Hohlnadel, die Kontakt zu infiziertem Blut hatte, 0,3 % beträgt. So liegt für Chirurgen in Sambia das Infektionsrisiko um das 15-fache höher als bei Kolleg/innen in Mitteleuropa [6].
- Die höchste Übertragungswahrscheinlichkeit hat eine **Bluttransfusion** mit infiziertem Blut (>90 %), da hier große Mengen des infizierten Blutes direkt in die Blutbahn des Empfängers gelangen.
- Bei der **Mutter-Kind-Übertragung** von HIV hängt die Wahrscheinlichkeit von verschiedenen Faktoren ab, wie z. B. dem Stadium der Erkrankung. Sie variiert zwischen <2 % in Industrieländern und >30 % in Entwicklungsländern. (s. Kap. 12)
- HIV wird **nicht durch Moskitos** und andere Insekten, Wasser usw. übertragen. Auch bei den üblichen sozialen Kontakten (Essen, Händeschütteln usw.) besteht kein Risiko.

HIV wird nicht durch Moskitos und andere Insekten, Wasser usw. übertragen. Auch bei den üblichen sozialen Kontakten (Essen, Händeschütteln usw.) besteht kein Risiko.

1.4 Antiretrovirale Medikamente

- Zur Behandlung von HIV-Infektionen wird in Deutschland und den anderen westlichen Industrieländern seit 1996 eine **Kombinationstherapie** mit antiretroviralen Medikamenten eingesetzt (sog. Medikamentencocktail). Dies sind spezifisch gegen das Virus wirkende Medikamente. [7]
- Antiretrovirale (ARV) Medikamente werden in **mehrere Klassen** unterteilt, die sich durch ihre molekulare und chemische Wirkungsweise unterscheiden: NRTI (nukleosidische Reverse Transkriptase-Inhibitoren), NNRTI (nicht-nukleosidische Reverse Transkriptase-Inhibitoren), PI (Protease-Inhibitoren) und Fusions-Inhibitoren. Weitere Klassen werden erforscht.
- Diese Medikamente müssen in Kombinationen von mindestens drei Medikamenten (teilweise aus verschiedenen Klassen) eingenommen werden, weil nur so eine dauerhafte Unterdrückung der Virusvermehrung erreicht werden kann. Dieses ist die sog. **HAART** (Highly Active Antiretroviral Therapy). Die Dreifach-Kombination gilt weltweit; ein Abweichen von diesem Standard, etwa die Gabe von nur zwei Medikamenten aus Kostengründen, ist aus medizinischen Gründen nicht erlaubt.

Antiretrovirale Medikamente sind spezifisch gegen HIV wirkende Medikamente, die seit 1996 in einer Kombinationstherapie eingesetzt werden.

---

6 Henderson et al 1990, Consten et al 1995.

7 Der Name leitet sich ab von anti (gegen), retro (HIV ist ein Retrovirus), viral (auf Viren bezogen.

- ARV-Medikamente können keine Heilung für HIV und Aids erzielen, im Sinne eines Verschwindens des Virus aus dem Körper. Es ist jedoch möglich, die Virusvermehrung weitgehend zu unterdrücken. Dadurch wird die Zahl der Viren im Blut gesenkt („Viruslast“) [8] und die Zahl der CD4-Zellen erhöht. Dadurch wird der Krankheitsverlauf verlangsamt, die **Krankheitshäufigkeit und das Auftreten von opportunistischen Infektionen** gesenkt. HIV-positive Menschen können damit gesünder und produktiver leben.
- ARV-Medikamente haben in den reichen Ländern seit ihrer Einführung die **Todesraten an Aids dramatisch gesenkt** und Aids zu einer behandelbaren, chronischen Erkrankung gemacht.

ARV werden üblicherweise nicht von Beginn der Infektion an eingenommen, sondern erst, wenn die Infektion fortgeschritten ist, wenn das Stadium Aids und/oder eine CD-4-Zahl von weniger als 200 erreicht sind.

- ARV werden üblicherweise nicht von Beginn der Infektion an eingenommen, sondern erst, wenn die Infektion fortgeschritten ist, laut WHO-Empfehlungen im Stadium Aids und/oder wenn eine CD-4-Zahl von weniger als 200 erreicht ist [9]. Da HIV/Aids ohne Behandlung in nahezu allen Fällen tödlich verläuft, müssen früher oder später **alle HIV-Infizierten diese Medikamente erhalten**.
- In den ersten Jahren nach dem Erscheinen der Kombinationstherapie waren eine große Anzahl (über 20) verschiedene Tabletten täglich einzunehmen. Durch Weiterentwicklung kommt man heute mit weniger Tabletten aus, bis zu **„2-mal eine Tablette täglich“**. Auch die anderen Vorschriften, wie Nüchtern-Einnahme oder Einnahme mit dem Essen, konnten teilweise wesentlich vereinfacht werden.

Wenn einmal mit der Einnahme begonnen wurde, müssen ARV-Medikamente, zumindest nach Stand der Medizin 2005, lebenslang eingenommen werden.

- Trotzdem muss die Einnahme von ARV-Medikamenten streng nach Vorschrift erfolgen. Wichtig ist, dass die Tabletten täglich eingenommen werden müssen, ohne Auslassung von Tabletten. Wenn einmal mit der Einnahme begonnen wurde, müssen ARV-Medikamente, zumindest nach Stand der Medizin 2005, **lebenslang eingenommen** werden.
- Wenn die Medikamente nicht regelrecht eingenommen werden oder die Einnahme abgebrochen wird, kann es zu sog. **Resistenzen** gegen die Medikamente kommen. Das heißt, dass die Medikamente dann nicht mehr (vollständig) wirken.
- ARV-Medikamente können **Nebenwirkungen** haben, wie Übelkeit, Durchfall, Hautausschläge und Veränderungen des zentralen Nervensystems. Diese treten gewöhnlich zu Beginn der Behandlung auf. Längerfristig kann es zu Veränderungen der Körperform (Fettverteilung), peripheren Neuropathien, Diabetes und Leberfunktionsstörungen kommen. Daher muss die Medikamenteneinnahme medizinisch überwacht werden, und gegebenenfalls müssen Medikamente ausgewechselt werden.

---

8 Bis unter die „Nachweisgrenze“, also den mit laborchemischen Methoden erbrachten Nachweis.

9 Das fällt üblicherweise zusammen. In Deutschland wird häufig schon bei CD4-Werten von weniger als 350 therapiert.

2 Ausbreitung von HIV und Aids

2.1 Datenerfassung und Informationsquellen

- Die **globale Erfassung** (Surveillance) von Daten zu HIV/Aids ist ein gemeinsames Unternehmen von UNAIDS und WHO unter Zusammenarbeit mit nationalen Datenerfassungssystemen[10]. Das Ziel ist die Sammlung von Daten, die zum Verständnis der gegenwärtigen Situation und der Trends beitragen und der Einschätzung von Risiko und Verletzlichkeit der Bevölkerungen dienen sollen.
- Die Daten geben Zahlen und Schätzungen für HIV-Prävalenz und -Inzidenz an. Die **Prävalenz** ist die Zahl der *bestehenden* Erkrankungen zu einem Zeitpunkt bezogen auf eine Bevölkerung; die **Inzidenz** ist die Zahl der *neu aufgetretenen* Erkrankungen in einem bestimmten Zeitraum bezogen auf eine Bevölkerung.

Prävalenz ist die Zahl der bestehenden Erkrankungen, Inzidenz die Zahl der neuaufgetretenen Erkrankungen, jeweils bezogen auf eine bestimmte Bevölkerung.

- Meistens wird die Prävalenz angegeben, da die Inzidenz sehr schwierig zu messen ist. Prävalenzraten geben jedoch nur ein „verzögertes" Bild der HIV-Ausbreitung, da sie die Inzidenz, wie sie vor einigen Jahren bestand, messen.
- Die Zahlen beziehen sich auf die **„erwachsene Bevölkerung"**, das ist definiert als „Menschen im Alter zwischen 15 und 49 Jahren".
- Wenn bei HIV sehr viele Todesfälle auftreten – wie das in vielen stark betroffenen Ländern der Fall ist –, kann die Prävalenz trotz einer hohen Zahl von Neuerkrankungen gleich bleiben. Dadurch kann eine stabile epidemiologische Situation vorgetäuscht werden, da hier die Zahl der HIV-bezogenen **Todesfälle die Zahl der Neuerkrankungen aufwiegt**.
- Daten aus **Schwangeren-Vorsorgekliniken** (antenatal clinics) werden oft als Näherungswerte für die Prävalenz in der allgemeinen Bevölkerung herangezogen. HIV-Tests werden dabei anonym durchgeführt. Aus diesem Grund müssen Einschränkungen berücksichtigt werden, da hiermit nur Daten bei schwangeren Frauen erhoben werden. Zunehmend werden auch Untersuchungen an repräsentativen **Stichproben** der Bevölkerung durchgeführt, um genauere Schätzungen zu erhalten.

Daten aus Schwangeren-Vorsorgekliniken werden zusammen mit repräsentativen Untersuchungen als Näherungswerte für die Prävalenz in der allgemeinen Bevölkerung benutzt.

- Alle Daten sind **Schätzungen** und keine exakten Zählungen von Infektionen. Die Methodologie, die benutzt wird, wurde über die Jahre wesentlich verbessert. Sie kann oft einen guten Hinweis auf das Ausmaß der Epidemie in einem Land geben. In einigen

10 UNAIDS ist eine UN-Organisation, die sich speziell mit HIV/Aids befasst.

Ländern bestehen aber noch Probleme mit einer zuverlässigen Datenerfassung.

- In vielen Ländern existieren keine verlässlichen Statistiken über Aids-bedingte Todesfälle, da u. a. viele Aids-Todesfälle nicht als solche registriert werden. Daher sind **Statistiken über Aids-Todesfälle** sehr vorsichtig zu bewerten.

2.2 Global

Im Jahr 2004 lebten weltweit 39,4 Millionen Menschen mit HIV, infizierten sich 4,9 Millionen neu mit dem Virus und starben 3,1 Millionen an Aids.

- Die ersten Fälle einer neuen Immunschwäche-Krankheit wurden 1981 in den USA diagnostiziert. „Aids" wurde 1982 definiert, und das Virus selbst wurde **1984 identifiziert**.
- Seither sind mehr als 60 Millionen Menschen mit dem Virus infiziert worden, davon sind ca. **20 Millionen gestorben**. [11]
- Ende des Jahres 2004 lebten weltweit **39,4 Millionen** Menschen mit HIV.
- **4,9 Millionen haben sich in 2004 neu mit HIV infiziert**, das sind 13.700 pro Tag.
- **3,1 Millionen sind an Aids gestorben**, das entspricht 8.500 Menschen pro Tag.
- Mehr als 90 % der HIV-infizierten Menschen leben in den Entwicklungsländern.
- Die HIV-Raten sind seit Beginn der Epidemie **kontinuierlich angestiegen**. [12] Die Graphik zeigt diesen Anstieg der HIV-Prävalenz 1990–2003:

---

11 Die Daten beruhen im Wesentlichen auf den von UNAIDS und WHO herausgegebenen „2004 Report on the global AIDS Epidemic" und „AIDS Epidemic Update – December 2004".

12 Eine weltweite Epidemie ist eine „Pandemie".

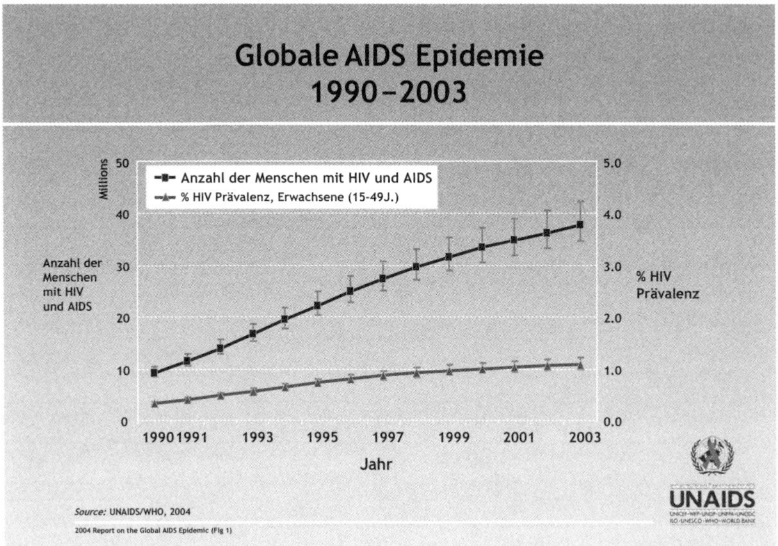

Graphik 1: Globale Aids- Epidemie 1990–2003.

- Die Epidemie hat sich bisher explosionsartig entwickelt. Es ist deutlich geworden, dass sie sich im weltweiten Maßstab erst in den **Anfangsstadien** befindet. Der Verlauf, den sie langfristig nehmen wird, ist nicht hinreichend klar. Ihre Dynamik muss in einem Zeitraum von Jahrzehnten betrachtet werden.
- Die Welt sieht sich einer **Vielzahl von HIV-Epidemien** gegenüber, die sich in ihren Zeitabläufen, ihrem Ausmaß und den betroffenen Bevölkerungen unterscheiden.
- In einigen Ländern ist die Epidemie immer noch „konzentriert" und beschränkt auf einzelne Gruppen mit Verhaltensweisen, die ein hohes Infektionsrisiko beinhalten. Eine HIV-Epidemie ist „konzentriert", wenn weniger als 1 % der allgemeinen Bevölkerung, aber mehr als 5 % der „Gruppen mit erhöhtem Risiko" infiziert sind. Wenn mehr als 1 % der allgemeinen Bevölkerung infiziert ist, ist die Epidemie **generalisiert** und tendiert dann dazu, sich rapide auszubreiten. Solche generalisierten Epidemien finden sich in Afrika, Teilen von Asien, Zentralamerika und der Karibik.
- HIV/Aids breitet sich in allen Teilen der Erde aus. Dabei erfahren alle Länder, zu unterschiedlichen Zeitpunkten, dass die Epidemie sich **von den sog. Risikogruppen in die allgemeine Bevölkerung ausbreitet**. In weiten Teilen Afrikas ist das schon geschehen. Im nächsten Jahrzehnt könnte Asien das Epizentrum der Epidemie werden, wo sich jeder selbst geringe Anstieg der Infektionen wegen der hohen Bevölkerungszahl in Millionen von HIV-infizierten Menschen niederschlägt.

HIV/Aids breitet sich in allen Teilen der Erde aus. Im nächsten Jahrzehnt könnte Asien das Epizentrum der Epidemie werden, wo sich jeder selbst geringe Anstieg der Infektionen wegen der hohen Bevölkerungszahl in Millionen von HIV-infizierten Menschen niederschlägt.

- Tabelle 1 zeigt globale Daten für 2004 für Erwachsene und Kinder:

Region	HIV-Infektionen	Prävalenz (%)	Aids-Todesfälle	Neue Infektionen
Global	39,4 Mio.	1,1	3,1 Mio.	4,9 Mio.
Afrika südlich der Sahara	25,4 Mio.	7,4	2,3 Mio.	3,1 Mio.
Nordafrika und Naher Osten	540.000	0,3	28.000	92.000
Südasien und Südostasien	7,1 Mio.	0,6	490.000	890.000
Ostasien	1,1 Mio.	0,1	51.000	290.000
Lateinamerika	1,7 Mio.	0,6	95.000	240.000
Karibik	440.000	2,3	36.000	53.000
Osteuropa und Zentralasien	1,4 Mio.	0,8	60.000	210.000
West- und Zentraleuropa	610.000	0,3	6.500	21.000
Nordamerika	1 Mio.	0,6	16.000	44.000

Tabelle 1: Globale Daten der HIV/Aids-Epidemie für 2004.

- Ein 2002 veröffentlichter Bericht des National Intelligence Council der USA prognostiziert, dass **fünf Länder im nächsten Jahrzehnt** am stärksten von HIV/Aids betroffen sein werden: Äthiopien, Nigeria, Indien, China und Russland. Diese Länder stellen zusammen 40 % der Weltbevölkerung [13].

Der Anteil der Frauen an den HIV-Infizierten weltweit hat über die Jahre kontinuierlich zugenommen.

- Weltweit hat der **Anteil der Frauen** an den HIV-Infizierten über die Jahre relativ zugenommen, bei steigenden absoluten Zahlen. Im Jahr 2004 war fast die Hälfte der HIV-infizierten Erwachsenen Frauen. Ein wesentlicher Grund hierfür ist, dass Frauen zwar verletzlicher für die HIV-Infektion sind, Männer jedoch weitgehend das Sexualverhalten bestimmen [14].
- In Regionen, wo die HIV-Übertragung hauptsächlich durch heterosexuelle Kontakte bestimmt wurde, lag der Frauenanteil von Anfang an höher. Jedoch ist auch hier eine **überproportionale Zunahme des Frauenanteils** zu verzeichnen, wie in Afrika. Wo HIV hauptsächlich bei Drogenbenutzern übertragen wird, waren zunächst mehr Männer betroffen. Aber auch hier breitet sich HIV auf weibliche Drogenbenutzer und Sexualpartnerinnen aus.

---

13 National Intelligence Council 2002.
14 Siehe Kap. Gender-Gerechtigkeit.

- Tabelle 2 gibt die entsprechenden Daten zum Frauenanteil an den HIV-infizierten Menschen weltweit[15]:

	HIV-positive Erwachsene & Kinder			**% Frauen an HIV-positiven Erwachsenen**		
Region	1997	2000	2004	1997	2000	2004
Afrika südlich der Sahara	20,8 Mio.	25,3 Mio.	25,4 Mio.	50 %	55 %	57 %
Südasien und Südost-Asien	6 Mio.	5,8 Mio.	7,1 Mio.	25 %	28 %	30 %
Westeuropa und USA	1,4 Mio.	1,4 Mio.	1,6 Mio.	20 %	25 %	25 %
Osteuropa	150.000	700.000	1,4 Mill.	25 %	30 %	34 %
Total	**30,6 Mio.**	**36,1 Mio.**	**39,4 Mio.**	**41%**	**47 %**	**50 %**

Tabelle 2: Anteil der Frauen an den HIV-positiven Menschen weltweit.

- Weltweit werden die meisten HIV-Infektionen auf sexuellem Wege übertragen. Der **Prozentsatz der durch Drogengebrauch** übertragenen Neuinfektionen nimmt jedoch zu. Es wird geschätzt, dass weltweit 10 % und außerhalb Afrikas ein Drittel der Neuinfektionen mit Drogengebrauch verbunden sind[16].
- In der russischen Föderation und Osteuropa gibt es schätzungsweise 4 Millionen Drogenbenutzer/innen. In vielen Ländern in der Region sind mehr als **70 % der HIV-Infizierten Drogenbenutzer/innen**. Die Region hat eine sich sehr schnell ausbreitende HIV-Epidemie, unter anderem weil HIV-Übertragung durch Drogengebrauch sehr schnell geht[17].
- Auch in anderen Ländern ist dieser Übertragungsweg weit verbreitet. In den USA sind ein Drittel aller neuen Infektionen direkt oder indirekt mit Drogengebrauch verbunden. In China ist **Drogengebrauch der Hauptübertragungsweg**.

2.3 Afrika

- Die weltweit **am stärksten von HIV/Aids betroffene Region ist Afrika südlich der Sahara**. 2004 lebten hier 25,4 Millionen Menschen mit HIV, starben 2,3 Millionen Menschen an Aids (das sind mehr als 6.500 Menschen täglich) und infizierten sich 3,1 Millionen Menschen neu mit HIV.

2004 waren in Afrika südlich der Sahara 25,4 Mio. Menschen mit HIV infiziert, 2,3 Mio. sind an Aids gestorben und 3,1 Mio. haben sich neu infiziert.

15 Einige Regionen sind in dieser Tabelle nicht aufgeführt.

16 Für die Daten zu Drogengebrauch siehe Open Society Institute 2005 und United Nations Office on Drug and Crime 2005.

17 Im Vergleich etwa zu sexueller Übertragung hat der gemeinsame Gebrauch des Injektionsbestecks ein wesentlich höheres Risiko der Infektion.

- Damit hat diese Region bei einem Anteil von 10 % der Weltbevölkerung 65 % aller HIV-Infizierten und 75 % aller Aids-bezogenen Todesfälle.
- HIV/Aids ist die **häufigste Todesursache** in Afrika südlich der Sahara.
- Das auf die **Lebenszeit bezogene Risiko** einer HIV-Infektion ist jedoch noch höher, als die Daten zur Prävalenz vermuten lassen. Im südlichen Afrika werden schätzungsweise 55 % der heute 15-jährigen Jungen in ihrem Leben mit HIV infiziert werden.
- Die Prävalenz ist über die letzten Jahre in Afrika ziemlich gleich geblieben. Diese Stabilisierung heißt aber nicht notwendigerweise, dass die Ausbreitung sich verlangsamt. Im Gegenteil: Sie kann die Tatsache verdecken, dass die **Zahl der Aids-Toten** genauso hoch wie die Zahl der Neuinfektionen ist.
- Die HIV/Aids-Epidemie ist **„endemisch“** in Afrika südlich der Sahara. D. h. HIV/Aids bleibt in der Bevölkerung, wie andere Krankheiten auch, allerdings mit sehr hohen Infektionsraten. Das bedeutet, dass selbst Länder, denen es gelingen wird, die Epidemie aufzuhalten, über Generationen hinweg mit den katastrophalen Auswirkungen von HIV und Aids werden leben müssen.

Eine Kombination von Faktoren ist verantwortlich für die HIV/Aids-Ausbreitung in Afrika: Armut, soziale Instabilität, hohe Rate von sexuell übertragbaren Krankheiten, der niedrige Status der Frauen, sexuelle Gewalt, hohe Mobilität, Stigmatisierung.

- Es gibt nicht eine einzige Epidemie in Afrika, sondern sehr heterogene Epidemien bezüglich ihrer Intensität, Geschwindigkeit der Ausbreitung und ihrer Folgen für die Menschen. Eine Kombination von verschiedenen Faktoren ist **verantwortlich für die Ausbreitung der Epidemie** in dieser Region: Armut, soziale Instabilität mit Zusammenbruch der familiären Strukturen, hohe Rate von sexuell übertragbaren Krankheiten, der niedrige Status der Frauen, sexuelle Gewalt, hohe Mobilität, Stigmatisierung und teilweise ein mangelnder politischer Wille zur Bekämpfung von HIV/Aids.

- Tabelle 3 zeigt die Anzahl an HIV-infizierten Erwachsenen und Kindern und die entsprechenden Prävalenzen in einigen Ländern Afrikas für Ende 2003 [18]:

Land	HIV-Infektionen	Prävalenz (in %)
Angola	240.000	3,9
Äthiopien	1.500.000	4,4
Benin	68.000	1,9
Botswana	330.000	37,3
Burkina Faso	300.000	4,2
Burundi	250.000	6,0
Côte d'Ivoire	570.000	7,0
Eritrea	60.000	2,7
Ghana	350.000	3,1
Kamerun	560.000	6,9
Kenia	1.200.000	6,7
Kongo	90.000	4,9
Kongo (Dem. Rep.)	1.100.000	4,2
Lesotho	320.000	28,9
Malawi	900.000	14,2
Mozambique	1.300.000	12,2
Namibia	210.000	21,3
Nigeria	3.600.000	5,4
Ruanda	250.000	5,1
Sambia	920.000	16,5
Senegal	44.000	0,8
Simbabwe	1.800.000	24,6
Südafrika	5.300.000	21,5
Swasiland	220.000	38,8
Tansania	1.600.000	8,8
Uganda	530.000	4,1
Zentralafrikan. Republik	260.000	13,5

Tabelle 3: HIV-Prävalenz in Afrika Ende 2003.

18 UNAIDS hat seit den letzten Daten 2003 das System der Schätzungen revidiert, so dass sich teilweise niedrigere Werte für die letzten Jahre errechnen. Dies ändert jedoch nichts an der insgesamten Einschätzung und an den Trends in einzelnen Ländern.

- Die nationalen Daten zur HIV-Rate sind **Durchschnittswerte**, die sich auf die Bevölkerung von 15 bis 49 Jahren beziehen und generell bei schwangeren Frauen gemessen werden. Diese Raten können daher in einzelnen Altersgruppen und Regionen wesentlich höher (oder niedriger) liegen. Generell sind sie am höchsten bei Frauen zwischen 20 bis 29 Jahren (wo sie in einzelnen Gebieten bis zu 50 % erreichen können), und bei Männern zwischen 30 und 39 Jahren.
- HIV-Prävalenzen sind in den **städtischen Gebieten** meist höher als in den ländlichen. In vielen Ländern besteht die Tendenz, dass die ländlichen Gebiete sich den städtischen angleichen.
- **Uganda** ist das einzige Land, dass tatsächliche Rückgänge der Prävalenz im landesweiten Durchschnitt seit Mitte der 90er Jahre zu verzeichnen hat. Geringe Rückgänge, auf einige Städte bezogen, gibt es auch in Kenia (Rückgang der Prävalenz von 13,6 % 1997 auf 9,4 % 2003), Burundi und Äthiopien (Rückgang der Prävalenz bei Schwangeren in Addis Ababa von 24 % Mitte der 90er Jahre auf 11% 2003). In **Tansania** zeigen sich keine Hinweise auf einen Rückgang der Infektionen. Nur in der Mbeya-Region, in der in den letzten Jahren eine intensivere HIV-Prävention gemacht wurde, fiel die Prävalenz bei jungen Frauen. Im Gegensatz dazu stieg in der Mwanza-Region, in der ein weniger intensives Präventionsprogramm durchgeführt wurde, die Prävalenz von 6 % 1994 auf 8 % in 2000 an.
- In allen diesen Ländern bleiben schwerwiegende HIV-Epidemien bestehen. Die immer noch hohen Raten **unterstreichen den Bedarf nach mehr Präventionsbemühungen**. Es ist auch noch zu früh, um bestimmt sagen zu können, ob dieser Rückgang eine lang anhaltende Trendwende bedeutet. Darüber hinaus wird der Bedarf an Behandlung, Pflege und Unterstützung für die Betroffenen in den nächsten Jahren weiter zunehmen.

Überall in der Region sind Frauen und Mädchen überproportional betroffen. Frauen und Mädchen machen 57 % aller HIV-Infizierten in Afrika südlich der Sahara aus. Bei jungen Frauen zwischen 15 und 24 Jahren beträgt dieser Anteil sogar 75 %.

- Trotz der unterschiedlichen lokalen Epidemien gibt es einige bemerkenswerte Übereinstimmungen unter den betroffenen Ländern. Überall in der Region sind Frauen und Mädchen überproportional betroffen. **Frauen und Mädchen machen 57 % aller HIV-Infizierten** in Afrika südlich der Sahara aus. Auf 10 infizierte Männer kommen 13 infizierte Frauen, und diese Diskrepanz vergrößert sich weiter.
- Bei **jungen Frauen zwischen 15 und 24 Jahren beträgt dieser Anteil sogar 75 %**. Frauen werden durchschnittlich in einem jüngeren Alter infiziert als Männer. Viele werden infiziert, obwohl sie nur einen Sexualpartner in ihrem Leben haben.
- Im südlichen Afrika haben, mit der Ausnahme von Angola, alle Länder eine nationale HIV-Prävalenz von **mehr als 10 %**. Aber auch in Angola gibt es Hinweise auf eine sich rasch ausbreitende Epidemie.

- **Südafrika** ist das Land mit der höchsten Anzahl von Menschen mit HIV in der Welt, geschätzt 5,3 Millionen. Die Prävalenz bei Schwangeren stieg von 25 % im Jahr 2001 auf 28 % 2003. Todesfälle bei Erwachsenen in Südafrika sind in den letzten Jahren um 40 % gestiegen, bei Frauen zwischen 20 und 49 Jahren betrug der Anstieg 150 %. [19]
- Hohe HIV-Prävalenzen gibt es auch in **Botswana, Lesotho, Namibia und Swasiland**, mit mehr als 30 % bei schwangeren Frauen.
- Immer mehr Menschen sterben an Aids. Die **Lebenserwartung** im südlichen Afrika ist auf 40 Jahre gesunken.
- In **West- und Zentralafrika** sind die Infektionsraten etwas niedriger und sind während der letzten Jahre relativ konstant geblieben. Die Prävalenz ist am niedrigsten in den Sahelländern und am höchsten in Burkina Faso, Cote d'Ivoire, Nigeria, der Zentralafrikanischen Republik und Kamerun.
- **Nigeria** hat eine nationale Prävalenz von 5 %, mit den höchsten Werten bei Frauen im Alter zwischen 20 und 29 Jahren. Es bestehen erhebliche regionale Differenzen, von 2,3 % im Südwesten bis zu 7 % in den zentralen und nördlichen Regionen. Daraus folgt, dass sich Epidemien mit unterschiedlicher Dynamik ausbreiten.
- Epidemien breiten sich auch rasch in Kamerun und der Zentralafrikanischen Republik aus, mit Raten um 10 % bei der erwachsenen Bevölkerung.
- In der Dem. Republik Kongo, Ruanda, Simbabwe und anderen betroffenen Ländern spielen **Kriege und Bürgerkriege** eine entscheidende Rolle in der Ausbreitung von HIV. Die Prävalenz bei Militärangehörigen ist hoch, und durch den Zusammenbruch der gesellschaftlichen Ordnung ist Gewalt gegen Frauen und Mädchen mit dem hohen Risiko der HIV-Infektion weit verbreitet.
- Die Dem. Republik Kongo hatte 2003 eine Prävalenz bei Schwangeren von bis zu 5 %, mit starken regionalen Unterschieden, von 3 % in Bukavu bis 7 % in Lubumbashi.
- Der Mehrzahl der HIV-infizierten Menschen in Afrika fehlt adäquate medizinische Versorgung der opportunistischen Infektionen, und **weniger als 5 %** haben Zugang zu lebensverlängernden antiretroviralen Medikamenten.
- Eine **Aids-Epidemie (mit ansteigenden Todesraten)** etabliert sich in zahlreichen Ländern erst jetzt, weil viele Menschen, die sich in den letzten Jahren mit HIV infiziert haben, erkranken und sterben. Ohne adäquate Versorgung und Behandlung werden die Todesfälle in den nächsten Jahren weiter ansteigen. Das

Im südlichen Afrika haben, mit der Ausnahme von Angola, alle Länder eine nationale HIV-Prävalenz von mehr als 10 %.

Die meisten HIV-infizierten Menschen in Afrika haben keine adäquate medizinische Versorgung, und <5 % werden mit antiretroviralen Medikamenten behandelt.

19 Medical Research Council 2005.

heißt, dass die Konsequenzen der Epidemie erst im Laufe dieses Jahrzehnts und darüber hinaus bedrohlich bemerkbar werden.

- Die Graphik zeigt Trends in der HIV-Ausbreitung von Schwangeren-Vorsorgekliniken in verschiedenen Regionen Afrikas:

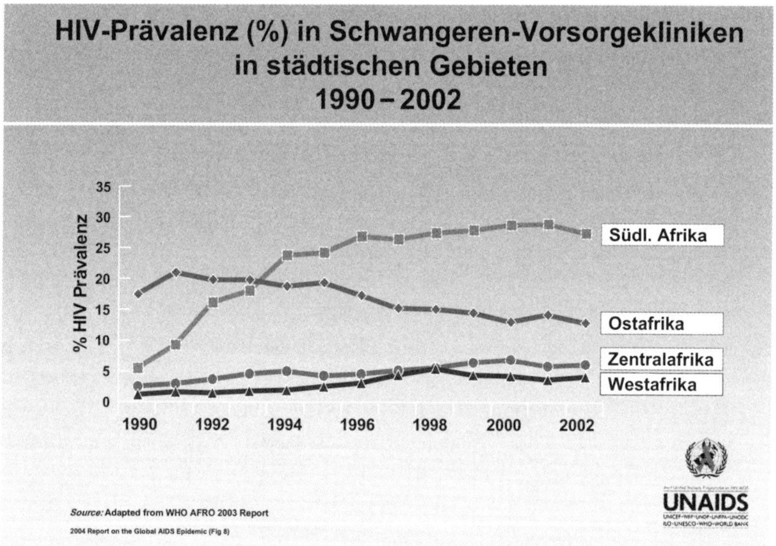

Graphik 2: HIV-Prävalenz 1990–2002.

2.4 Nordafrika und Naher Osten

- Auch diese Region ist von HIV betroffen, und es besteht das **Potenzial für eine weitere Ausbreitung**. Die Hauptüberragungswege sind Drogengebrauch, kommerzieller Sex und Sex unter Männern. Da die Datengewinnung nicht immer zuverlässig und akkurat ist, und da gerade bei den Risikogruppen wenig Datenerhebung durchgeführt wird, könnte es geschehen, dass eine sich ausbreitende Epidemie verpasst wird, da sie sich nicht in den Daten bei Schwangeren widerspiegelt.
- Der **Sudan** ist das am meisten betroffene Land in der Region, vor allem der Süden ist betroffen. Die Schätzungen sind durch den lange dauernden Konflikt nicht akkurat, aber weisen auf 2 % HIV- Prävalenz hin.

2004 lebten in Ostasien und Pazifik 1,7 Millionen Menschen mit HIV. Das ist ein Anstieg von 40 % gegenüber 2002, und damit eine der am schnellsten wachsenden HIV-Epidemien weltweit.

2.5 Asien und Pazifikregion

- Ende 2004 lebten in **Ostasien und der Pazifikregion** schätzungsweise 1,7 Millionen Menschen mit HIV. Das ist ein Anstieg von 40 % gegenüber 2002, und damit eine der am schnellsten wachsenden HIV-Epidemien weltweit.

- Der Schweregrad und die Ausbreitung der Epidemie variieren stark. **Thailand** und einige Teile Indiens waren früh betroffen.
- China hat eine sich besonders schnell ausbreitende Epidemie. Im Jahr 2004 hat die Epidemie alle Provinzen erreicht. Ein großer Teil dieser Ausbreitung erfolgt durch **Drogengebrauch** (mit Raten bei Drogengebraucher/innen bis zu 70 %) und kommerziellen Sex. Die offizielle Zahl der Infizierten ist vermutlich eine Unterschätzung der tatsächlichen Situation. In der Henan Provinz sind mehrere zehntausend verarmte dörfliche Bewohner HIV-infiziert. Sie hatten in den 90er Jahren ihr Blut für Transfusionen an kommerzielle Firmen verkauft, die die **Sicherheitsregeln bei Bluttransfusionen** nicht strikt befolgten. Es gibt Befürchtungen, dass ähnliche Epidemien in anderen Provinzen bestehen.

In China bestehen Epidemien unter Drogenbenutzer/innen, die sich auf die allgemeine Bevölkerung ausdehnen.

- In Papua-Neu Guinea könnte die Epidemie bedrohlich anwachsen. Die HIV-Raten sind die höchsten in der **Pazifikregion** und seit den 90er Jahren kontinuierlich gestiegen. Die Epidemie breitet sich weitgehend auf heterosexuellem Weg aus, in einem Kontext von weit verbreiteter Gewalt gegen Frauen. Daten für die anderen Pazifikländer liegen nur sehr begrenzt vor.
- In **Südasien und Südostasien lebten 6,4 Millionen Menschen mit HIV** Ende des Jahres 2004. Durch die großen Bevölkerungszahlen ist auch eine relativ niedrige HIV-Prävalenz gleichbedeutend mit einer großen Zahl von Infizierten.
- In **Indonesien und Nepal** gab es erst in den letzten Jahren einen Anstieg der HIV-Infektionen, vor allem durch Drogengebrauch und kommerziellen Sex, bei niedrigem Gebrauch von Kondomen.
- Die Prävalenz in **Indien** liegt bei ungefähr 1 %, das macht jedoch mehr als fünf Millionen Menschen mit HIV aus. Einige Provinzen haben „generalisierte“ Epidemien. In den südlichen Landesteilen wird HIV hauptsächlich heterosexuell übertragen, in den nordöstlichen Bundesstaaten durch Drogengebrauch.

Die Prävalenz in Indien liegt bei ungefähr 1 %, das macht jedoch mehr als 5 Millionen Menschen mit HIV aus.

- Thailand hat **frühzeitig in Prävention** investiert, die auf kommerziellen Sex fokussiert war. Die Epidemie wandelt sich jedoch: Es wird geschätzt, dass die Hälfte der Neuinfektionen bei Paaren vorkommen, in denen die Frauen von ihren Partnern infiziert werden, die Drogen benutzen oder kommerziellen Sex haben.
- In großen Teilen von Asien sind Präventionsprogramme nicht adäquat mit Ressourcen ausgestattet. Projekte werden oft nur in kleinerem Maßstab durchgeführt und sind über die Länder verstreut. Zudem stellen **Stigmatisierung und Kriminalisierung** von Minderheiten mit hohem Risiko und großer Verletzlichkeit für eine HIV-Infektion (Prostitution, Drogengebrauch, Homo-

Stigmatisierung von Menschen mit großer Verletzlichkeit für eine HIV-Infektion (Prostitution, Drogengebrauch, Homosexualität) sind Hindernisse in der HIV-Prävention.

sexualität) schwerwiegende Hindernisse für die HIV-Prävention dar.

- Die **sozialen Veränderungen** der Gesellschaften bringen einen Anstieg von kommerziellem Sex, Migration und eine Änderung der sexuellen Werte mit sich. Weitere begünstigende Faktoren der HIV-Ausbreitung sind Armut, Menschenrechtsverletzungen, der Frauen- und Kinderhandel und der sich ausbreitende Drogenkonsum.

2.6 Osteuropa, Russische Föderation und Zentralasien

Osteuropa und die russische Föderation haben weltweit die höchsten Zuwachsraten von HIV-Infektionen. Die Zahl der Infizierten wird auf 1,4 Millionen geschätzt. Der Anstieg ist vor allem bedingt durch eine Epidemie unter Drogenbenutzer/innen, die sich von dort ausbreitet.

- Die Zahl der Infektionen ist in Osteuropa und Zentralasien in 10 Jahren um mehr als das 9-fache gestiegen. Ende 2004 lebten **1,4 Millionen** Menschen mit HIV. 80 % davon waren unter 30 Jahre alt.
- Ca. 80 % aller HIV-Infektionen entstehen durch **gemeinsamen Gebrauch des Injektionsbestecks** bei Drogenbenutzer/innen. Meistens werden die Injektionsnadeln von mehreren Drogenbenutzer/innen geteilt, auf diese Weise kann sich HIV schnell ausbreiten. Der rasche soziale und ökonomische Wandel ist der Rahmen dafür, dass viele junge Menschen Drogen wie z. B. Heroin injizieren. Die offizielle Zahl der Benutzer/innen von verschiedenen Drogen wird für 2002 mit 2,5 bis 3 Millionen angegeben, was extrem hoch ist in Bezug auf die Gesamtbevölkerung.
- Die **sexuelle Übertragung** nimmt jedoch schnell zu, der prozentuale Anteil an allen Neuinfektionen stieg von 5,3 % 2001 auf 20 % 2003. Die Epidemie breitet sich also von der Gruppe der Drogenbenutzer/innen in die allgemeine Bevölkerung aus.

Der Frauenanteil bei den Drogenbenutzer/innen liegt bei bis zu 40 %. Damit steigt auch der Anteil der Frauen unter den HIV-Infizierten weiter an. Frauen werden außerdem als Sexualpartnerinnen infiziert. Zudem gibt es einen Frauenhandel.

- Drogenkonsum ist nicht nur ein Problem bei jungen Männern, wie häufig angenommen wird. Der **Frauenanteil** bei den Drogenbenutzer/innen liegt bei bis zu 40 %. Damit steigt auch der Anteil der Frauen unter den HIV-Infizierten weiter an. Frauen werden außerdem als Sexualpartnerinnen infiziert. Zudem werden Frauen durch den Menschenhandel und Zwangsprostitution, auch in Westeuropa, infiziert.
- Der Gebrauch von Sex für die **Finanzierung des Drogenkonsums** hat eine „Brückenfunktion" für die weitere Ausbreitung von HIV. Bei nicht vorhandenen Präventionsmaßnahmen kann das zu schnell sich ausbreitenden Epidemien führen. Studien zufolge injizieren 80 % der Sex Worker (Prostituierte) in St. Petersburg Drogen und 64 % sind HIV-positiv.
- Die **Ukraine** hat eine etablierte HIV-Epidemie, die durch Drogenbenutzung und die gleichzeitig bestehenden Tuberkulose-Infektionen weiter vorangetrieben wird.

- Die **russische Föderation** hat die größte HIV-Epidemie in der Region, mit regional sehr unterschiedlicher Ausbreitung.
- In den **Baltischen Staaten** sind zwar die Prävalenzen noch niedrig, aber die Steigerung ist enorm. Die Ausbreitung begünstigende Faktoren sind überall anzutreffen.
- Die **registrierten HIV-Fälle** unterschätzen wahrscheinlich die tatsächliche Anzahl der Menschen mit HIV. Beratungs- und Testzentren stehen nicht ausreichend zur Verfügung, und die meisten HIV-Tests werden durchgeführt, wenn Menschen mit den Strafverfolgungsbehörden oder Gesundheitseinrichtungen in Kontakt kommen.
- Graphik 6 zeigt die kumulativen HIV-Infektionen von 1993–2001:

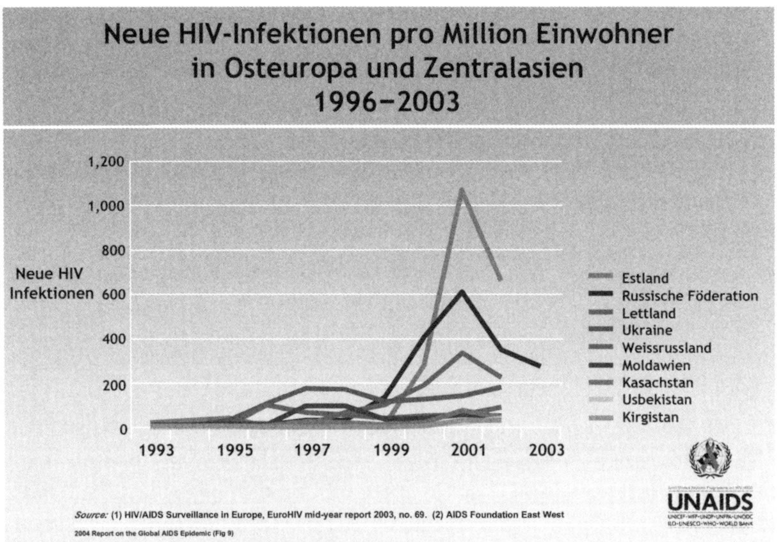

Graphik 6: Kumulative HIV-Infektionen 1993–2001 in der Russischen Föderation, Osteuropa und Zentralasien.

- Ein weiterer Risikofaktor ist die relativ hohe Anzahl von jungen Menschen in überfüllten **Gefängnissen** mit Verfügbarkeit von Drogen, jedoch ohne Information über HIV und andere Risiken, und ohne Zugang zu sauberen Nadeln und Kondomen.
- Die HIV/Aids-Epidemie ist nicht nur eine humanitäre Katastrophe, sondern wird auch erhebliche **wirtschaftliche Konsequenzen** haben. In einem Bericht der Weltbank von 2002 werden mit Hilfe einer Modellrechnung die sich aus HIV/Aids ergebenden gesamtwirtschaftlichen Folgen abgeschätzt und quantifiziert[20]. Demnach könnte ohne Präventionsmaßnahmen die

Massive Anstrengungen in der Prävention sind notwendig, um die weitere Ausbreitung der Epidemie in Osteuropa und der russischen Föderation zu verhindern.

20 Ruhl et al 2002.

Zahl der HIV-Infizierten bis Ende 2010 auf bis zu 2,5 Millionen Menschen ansteigen, bis 2020 auf über 14 Millionen. Das wären 12 % der Bevölkerung zu dieser Zeit. Unter diesen Voraussetzungen würde das Bruttoinlandsprodukt im Jahre 2020 um bis zu 10 % niedriger ausfallen, als es ohne Aids der Fall wäre.

- Diese Modellrechnung verdeutlicht die Dringlichkeit von **energischen Gegenmaßnahmen**. Nur durch Prävention und Behandlungsangebote wird es gelingen, eine Entwicklung zu verhindern, die in anderen Weltregionen bereits eingetreten ist und zu verheerenden Konsequenzen geführt hat. Im Moment befindet sich die Epidemie noch in einem relativ frühen Stadium, so dass wirksame Präventionsmaßnahmen die realistische Chance der Eindämmung der Epidemie bieten.
- Tatsächlich wird jedoch nur eine Minderheit der Risikogruppen von **HIV-Prävention** erreicht. Nur ein Zehntel der Menschen, die antiretrovirale Behandlung brauchen, erhalten diese auch.
- Interventionen müssen darauf ausgerichtet sein, das Infektionsrisiko der Menschen im Sexualverhalten und in der Drogenbenutzung zu verringern. **Schadensbegrenzungsprogramme** (harm reduction) für Drogenbenutzer/innen haben ihre Wirksamkeit erwiesen, werden aber zu wenig benutzt. [21]
- Ferner müssen die **sozio-ökonomischen Faktoren**, die die Ausbreitung von HIV und Aids begünstigen, angegangen werden: Massenarbeitslosigkeit, Änderung der sozialen und kulturellen Normen und Desintegration des öffentlichen Gesundheitswesens u. a.
- Die Herausforderung ist häufig die Anerkennung des Problems von offizieller Seite (Regierungen, Kirchen usw.), auch wenn sich in den letzten Jahren eine größere Offenheit gezeigt hat. HIV/Aids ist nach wie vor **stigmatisiert**; Drogengebrauch ist zudem kriminalisiert, so dass die Betroffenen kaum Zugang zu HIV-Prävention haben.

2.7 Lateinamerika und Karibik

Die Karibik ist nach dem südlichen Afrika weltweit die am stärksten von HIV betroffene Region.

- 2004 lebten 2,1 Millionen Menschen in **Lateinamerika und der Karibik** mit HIV. Die Karibik ist – nach dem südlichen Afrika – die am stärksten von HIV betroffene Weltregion. Die Zahl der Neuinfektionen ist bei Frauen höher als bei Männern.
- Die höchste HIV-Prävalenz hat Haiti, in einigen Gebieten bis zu 7 %.
- Die HIV-Übertragung in diesen Regionen findet vorwiegend auf heterosexuellem Weg statt und wird vorangetrieben durch unge-

21 Siehe Kap. Verletzlichkeit für HIV.

schützten Sexualverkehr und häufigen Partnerwechsel bei jungen Menschen. **Soziale Faktoren**, die die Ausbreitung von HIV fördern, sind die schlechten sozio-ökonomischen Bedingungen und eine hohe Bevölkerungsmobilität, einschließlich **Tourismus**.

- Auch Kuba hat einen Anstieg der HIV-Infektionen zu verzeichnen, die Infektionsrate bleibt aber sehr niedrig. Gleichzeitig hat der freie Zugang zu antiretroviraler Behandlung die Zahl der Aids-Todesfälle gering gehalten.
- In Lateinamerika liegt nur in Guatemala und Honduras die HIV-Prävalenz bei über 1%. In den anderen Ländern gibt es jedoch **schwere, lokalisierte Epidemien**, z. B. in Brasilien.
- In dieser Region sind die höchsten Raten bei **Männern die Sex mit Männern haben** (Homosexuelle) zu finden, sie liegen bei bis zu 18%. Da diese Männer häufig auch Sex mit Frauen haben, dürfen Präventionsprogramme sich nicht nur auf „homosexuelles Verhalten" ausrichten. Der Frauenanteil unter den HIV-Infizierten steigt überproportional an.
- Auch Sex Workers (Prostituierte) sind betroffen. Von wachsender Bedeutung in der HIV-Ausbreitung ist der gemeinsame Gebrauch von Injektionsnadeln bei **Drogengebraucher/innen**.
- Einige Länder haben staatliche Programme für antiretrovirale Medikamente, die sich jedoch sehr in Art und Umfang unterscheiden. Am weitesten fortgeschritten in der Schaffung des **Zugangs zu ARV-Medikamenten** sind Brasilien, Argentinien und Uruguay. Brasilien verzeichnet auch einen substanziellen Rückgang der HIV-Prävalenz unter Drogengebraucher/innen in den großen Städten, bedingt durch die erfolgreiche Durchführung von Prävention und Programmen zur Schadensreduktion bei Drogenabhängigen, die sichere Injektionstechniken möglich machen.

Einige Länder haben staatliche Programme für antiretrovirale Medikamente, die sich jedoch sehr in Art und Umfang unterscheiden.

2.8 Nordamerika, West- und Zentraleuropa

- In West- und Zentraleuropa, USA und Kanada infizierten sich 2004 64.000 Menschen neu mit HIV, und ungefähr **1,6 Millionen** waren HIV infiziert.
- Der weit verbreitete Zugang zu den lebensverlängernden antiretroviralen Behandlungen hielt die Anzahl der **Aids-Todesfälle relativ niedrig**, bei ungefähr 23.000.
- Es gibt jedoch viele Hinweise darauf, dass die Prävention nicht Schritt hält mit der sich in vielen Ländern verändernden epidemiologischen Situation und dass daher das **Risiko eines Anstiegs** der HIV-Infektionen besteht.
- **Sex zwischen Männern und Drogengebrauch** sind die Hauptübertragungswege. Jedoch werden zunehmend andere Bevöl-

1,6 Millionen waren im Jahr 2004 HIV-infiziert. Der weit verbreitete Zugang zu den lebensverlängernden antiretroviralen Behandlungen hielt die Anzahl der Aids-Todesfälle relativ niedrig.

kerungsgruppen betroffen und eine zunehmende Anzahl von Menschen, vor allem Frauen, infizieren sich auf heterosexuellem Wege.

- In den USA ist die schwarze Bevölkerung („African Americans") überproportional betroffen. Obwohl sie nur 12 % der Bevölkerung ausmachen, treten über **50 % der Neuinfektionen** hier auf. Vor allem betroffen sind die Frauen in dieser Gruppe: 72 % aller neuen Infektionen bei Frauen treten hier auf. Dieses ist zurückzuführen auf Armut und andere Formen der sozio-ökonomischen Benachteiligung, die die Verletzlichkeit der Afro-Amerikaner/innen für HIV-Infektion erhöhen.
- In Westeuropa ist der Anteil von **heterosexueller Übertragung** um 120 % gestiegen. In Frankreich beträgt der Prozentsatz von heterosexuell übertragenen Neuinfektionen 66 %, in Großbritannien 49 % und in Deutschland 41%. Ein großer Teil tritt bei Menschen aus Ländern mit höheren HIV-Raten, wie Afrika südlich der Sahara oder Osteuropa, auf.
- Die Übertragung durch Drogen geht bei den Neuinfektionen zurück, sie bleibt aber vor allem im **südlichen Europa** ein bedeutender Faktor.

Frauen sind zunehmend von HIV betroffen: der Anteil der Frauen bei den Neuinfektionen stieg von durchschnittlich 25 % im Jahr 1997 auf 38 % im Jahr 2002.

- **Frauen sind zunehmend von HIV betroffen**: der Anteil der Frauen bei den Neuinfektionen stieg von durchschnittlich 25 % im Jahr 1997 auf 38 % im Jahr 2002.
- In der Tschechischen Republik, Ungarn, Slowenien und der Slowakei ist Sex zwischen Männern der Hauptinfektionsweg. Die Anzahl der neuen Infektionen ist seit den 90er Jahren relativ gleich geblieben.
- Die **Mutter-Kind-Übertragung** stellt in den Industrieländern einen verschwindend geringen Bruchteil an allen HIV-Übertragungen, da durch die medikamentöse Senkung des Übertragungsrisikos, Kaiserschnittentbindung und Verzicht auf das Stillen effektive Interventionen auf diesem Gebiet vorliegen, die das Risiko der Übertragung minimieren.
- Im Gegensatz zu den übrigen Teilen der Welt haben die meisten Menschen in den Industrieländern Zugang zu **antiretroviraler Therapie**. Seit der Einführung der Kombinationstherapie 1996 ist die Zahl der Aids-Todesfälle rapide gesunken.

Im Jahr 2004 lebten in Deutschland 44.000 Menschen mit HIV, davon ungefähr 25 % Frauen. Es infizierten sich etwa 2.000 Menschen neu mit HIV, und 700 Menschen starben an Aids.

2.9 Deutschland

- In Deutschland lebten 2004 **44.000 Menschen mit HIV**, davon ungefähr 25 % Frauen. Es infizierten sich etwa 2.000 Menschen neu mit HIV, und 700 Menschen starben an Aids. Damit haben sich seit Beginn der Epidemie ungefähr 67.000 Menschen mit HIV infiziert und sind 23.000 an Aids gestorben. [22]

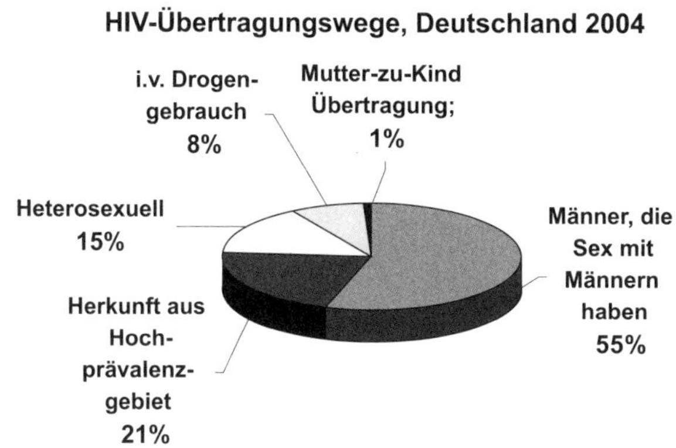

Graphik 7: Prozentuale Verteilung der HIV-Übertragungswege in Deutschland im Jahr 2004 (Daten nach Robert-Koch-Institut).

- Die Zahl der Aids-bedingten Todesfälle ist seit der Einführung der antiretroviralen Kombinationstherapie 1996 **rapide gesunken**. HIV/Aids ist zu einer chronischen Erkrankung geworden.
- Anlass zur Besorgnis geben die nicht mehr in dem Umfang und der Intensität wie zu Beginn der Epidemie in den 80er Jahren durchgeführten Präventionskampagnen, so dass man einen erneuten **Anstieg der Neuinfektionen nicht ausschließen kann**.
- Besondere Berücksichtigung finden sollte der überproportionale Anstieg der Infektionen bei Frauen und bei Menschen, die aus Ländern mit einer höheren HIV-Rate kommen. Bei diesen **Migrant/innen** kommt häufig ein nicht ausreichender Zugang zu medizinischer und psychosozialer Betreuung hinzu.
- Die sozio-ökonomische Situation von Menschen mit HIV und Aids verschlechtert sich. Durch Änderung der sozialen Rahmenbedingungen (Kürzung der Sozialhilfe u. a.) wächst die **Armut**; weiterhin leiden viele Menschen mit HIV und Aids unter Stigmatisierung und Diskriminierung.

Die sozio-ökonomische Situation von Menschen mit HIV und Aids verschlechtert sich. Vor allem Migrant/innen haben wenig Zugang zu Prävention und Behandlung.

22 Robert-Koch-Institut 2004.

3 Gender-Gerechtigkeit

3.1 Bedeutung von Gender-Gerechtigkeit

Gender betrifft Frauen und Männer. Es ist definiert als die Rollen, die Männern und Frauen in der Gesellschaft zugeordnet werden. Mit diesen sind Unterschiede in Macht, Privilegien, Zugang zu Ressourcen verbunden.

- Gender betrifft Frauen **und** Männer. Es ist definiert als die Rollen, die Männern und Frauen in der Gesellschaft zugeordnet werden (im Gegensatz zu biologischen Vorgaben), also angelerntes, anerzogenes, sozialisiertes Verhalten im politischen, sozialen, psychologischen usw. Bereich.
- Gender ist jedoch nicht neutral, da mit den Frauen und Männern zugeordneten Rollen **Unterschiede in Macht**, Privilegien, Zugang zu Ressourcen verbunden sind. Diese Machtunterschiede werden von den Genderrollen geschaffen und verstärkt.
- Nicht überall auf der Welt sind Frauen auf die gleiche Weise und im gleichen Ausmaß unterdrückt und benachteiligt. Es gibt kulturelle, politische und kontextspezifische Unterschiede. Jedoch herrschen weltweit, mehr oder weniger ausgeprägt, **patriarchale Strukturen**. Männer beherrschen weitgehend das öffentliche Leben und setzen die Normen, was in einer Gesellschaft erwünscht und erlaubt ist und was nicht. Vielfach haben Frauen weniger Rechte, ihre Bedürfnisse werden übergangen und nicht beachtet, sie „zählen" nicht oder sind Zweite-Klasse-Bürger.
- Ihre Unterdrückung und mangelnde Selbstbestimmung macht – vereint mit der Ausnutzung dieser Situation durch die Männer und verantwortungslosem Verhalten – **Frauen verletzlicher** für eine HIV-Infektion und für die Folgen der Epidemie. Mit den Worten von Graca Machel aus Südafrika: „HIV/Aids hat das hässliche Gesicht des Patriarchats hervorgebracht" [23]
- In der bisherigen Diskussion um Gender und HIV/Aids ging es oftmals nur um die „Stärkung" von Frauen, die ihre größere Verletzlichkeit für HIV ändern sollte. Eine solche Stärkung ist sehr wichtig. Jedoch wird häufig vernachlässigt, dass es um die Änderung von Strukturen geht, die Frauen benachteiligen und Männern Macht geben (formal und informell).

Es geht beim Erzielen von Gender-Gerechtigkeit nicht nur um Stärkung der Frauen, sondern auch um die Veränderung der Männer.

- Wesentlich ist auch eine Bewusstseins- und Verhaltensänderung von Männern: Eine andere Einstellung den Frauen gegenüber, also Anerkennung der Rechte der Frauen, und **Anerkennung von Frauen als Subjekte**, nicht als Objekte. Dies muss in allen gesellschaftlichen Bereichen geschehen, sowohl im öffentlichen als auch privaten Bereich, und umfasst auch die sexuellen Beziehungen.

---

23 Anlässlich eines von Brot für die Welt veranstalteten Workshops Anfang 2005.

- Zu einer solchen Veränderung ist die **aktive Mitwirkung von Männern** zwingend erforderlich. Dazu gehört notwendig eine stärkere Übernahme von Verantwortung von Männern für die Eindämmung der HIV/Aids-Epidemie.
- Hierzu ist es notwendig, dass Männer in allen Bereichen der HIV/Aids-Bekämpfung, z. B. in HIV-Prävention, in der Pflege der Kranken usw., sich mehr beteiligen und mehr Verantwortung übernehmen. Bisher sind meistens wesentlich mehr Frauen als Männer in der Aids-Arbeit engagiert, bedingt durch ihren höheren Leidensdruck und durch ihr meist **größeres soziales Engagement** (durch ihre Rollenzuschreibung). Dies trifft zumindest für die Ausführung zu, während Entscheidungsträger meist Männer sind.
- In Workshops und anderen Veranstaltungen zu Gender sind es meist die Frauen, die sich engagieren, und häufig richten sich diese Veranstaltungen und Programme an Frauen. Es existiert die Wahrnehmung, dass Gender ein **„Problem der Frauen"** ist. Es sollte jedoch erreicht werden, dass Männer die „Genderproblematik" als ihr eigenes Problem sehen.
- Letztlich profitieren auch die Männer von einer Gleichberechtigung der Geschlechter, da nur so das **volle Potenzial** von Frauen und Männern für individuelles Leben und für die Gemeinschaft verwirklicht werden kann.
- Jede **Analyse der HIV-Epidemie** muss auch die Gender-Perspektive miteinbeziehen. Das schließt ein, dass die Arbeitsteilung zwischen Frauen und Männern betrachtet wird: Frauen führen aus und Männer entscheiden; Frauen sind in der Pflege und reproduktiven Arbeit tätig, meist unbezahlt, Männer verrichten bezahlte Arbeit. Es schließt ein den Zugang zu und die Kontrolle über Ressourcen, wie Mittel der HIV-Prävention, finanzielle Mittel und Entscheidungsbefugnisse. Untersucht werden sollten auch die sozio-ökonomischen Faktoren, die Frauen und Männer unterschiedlich beeinflussen.

> Jede Analyse der HIV-Epidemie muss auch die Gender-Perspektive miteinbeziehen, u. a. geschlechtsspezifische Arbeitsteilung, Zugang zu und die Kontrolle über Ressourcen und sozio-ökonomischen Faktoren, die Frauen und Männer unterschiedlich beeinflussen.

- Vielfach beachtet HIV-Prävention die **Geschlechter-Ungleichheit** nicht, die das Verhalten von Menschen bestimmt. Viele Strategien gehen von einer idealisierten Welt aus, in der alle Menschen gleich sind und freie Wahlmöglichkeiten in Bezug auf ihr Verhalten haben.
- In Wirklichkeit haben Frauen und Mädchen vielerorts nur sehr **begrenzte Möglichkeiten**, sich vor HIV-Infektion zu schützen. Die Faktoren, die dieses beeinflussen – patriarchale Strukturen, ökonomische, soziale und politische Benachteiligung – sind nicht leicht zu ändern. Aber ohne eine entsprechende Änderung ist es sehr schwer, HIV und Aids wirklich effektiv zu bekämpfen.
- Interventionen zur Bekämpfung von HIV/Aids müssen „Gender sensitiv" sein, das heißt, ihre **Auswirkungen** im Hinblick auf

Frauen, Männer und Gender-Gerechtigkeit beachten. Eine gender-blinde Intervention (die die unterschiedliche Situation von Frauen und Männern nicht berücksichtigt) hat wenig Aussicht auf Erfolg.

- Alle Aids-Arbeit, also auch alle Programme, die in dieser Hinsicht aktiv sind, sollten **gender-getrennte Daten** aufweisen, das heißt alle Berichte usw. sollten Zahlen und qualitative Daten nach Männern und Frauen getrennt ausweisen. Nur so kann die unterschiedliche Betroffenheit von Frauen und Männern sichtbar gemacht werden.

Die Kirchen haben wichtige Aufgaben in der Schaffung eines entsprechenden Bewusstseins in den Gemeinden. Kirchenvertreter müssen ihre eigene Haltung und ihren Beitrag zu Gender kritisch hinterfragen.

- Oftmals tragen Kirchen zum Fortbestand der Gender-Ungerechtigkeit und Unterdrückung von Frauen bei. Die **Kirchen** haben wichtige Aufgaben und große Potenziale im Schutz der Frauen vor HIV-Infektion und im Erzielen von Gender-Gerechtigkeit. Durch den Zugang zu Männern und Jungen in den Gemeinden können sie Bewusstsein für verantwortliches Sexualverhalten schaffen und zum Erreichen von Gender-Gerechtigkeit beitragen. Dazu ist es notwendig, dass kirchenleitende Personen ihre eigene Rolle und Haltung dem Problem gegenüber kritisch hinterfragen und revidieren.
- Frauen (und Männer) engagieren sich im Kampf gegen Gender-Ungerechtigkeit. Frauen **fordern aktiv ungerechte Strukturen heraus**, und leisten in der Aids-Bekämpfung und auf anderen Entwicklungsgebieten Großartiges. Dieser Beitrag sollte hervorgehoben werden. Frauen sollten keinesfalls nur dargestellt werden, als ob sie unter Ungerechtigkeit „leiden“.

3.2 Verletzlichkeit für HIV-Infektion

Der Gender-Ungerechtigkeit kommt weltweit eine zentrale Bedeutung in der Ausbreitung der HIV-Epidemie zu. Die HIV/Aids-Epidemie betrifft seit Jahren Frauen und Mädchen in zunehmendem Maße und in vielen Regionen überproportional im Verhältnis zu Männern.

- Der **Gender-Ungerechtigkeit** oder Ungleichheit kommt weltweit eine zentrale Bedeutung in der Ausbreitung der HIV-Epidemie zu.
- Die HIV/Aids-Epidemie betrifft seit Jahren Frauen und Mädchen in **zunehmendem** Maße und in vielen Regionen überproportional im Verhältnis zu Männern.
- Dies weist auf schwere Lücken und Versäumnisse in der Antwort auf die Epidemie hin. Frauen sollten stärker vor HIV-Infektion geschützt werden. Dazu brauchen sie **mehr Informationen** über HIV und Aids. Selbst in Ländern mit hoher Prävalenz haben Studien zufolge bis zu 50 % der Frauen und Mädchen nicht genügend Basiswissen über HIV.
- Die Verletzlichkeit von Frauen und Mädchen ist jedoch nicht nur bedingt durch einen Mangel an Information, sondern auch durch ihre Entrechtung, Benachteiligung, **Verweigerung von Menschenrechten** und Unterordnung in patriarchalen Strukturen.

- In vielen Gesellschaften sind Mädchen früher sexuell aktiv als ihre männlichen Altersgenossen. Sie sind meist besonders benachteiligt, vor allem, wenn die Gesellschaft erwartet, dass Mädchen im Bereich der **Sexualität „unwissend“** sein sollten.
- Für viele Frauen, vor allem in Afrika, ist der größte Risikofaktor für eine HIV-Infektion, dass sie in einer monogamen Beziehung leben, in der der Partner mehrere Sexualpartnerinnen hat. Das **größte Risiko der HIV-Infektion besteht für junge, verheiratete Frauen**. Die meisten Frauen weltweit werden von ihren Partnern mit HIV infiziert, über deren sexuelles Verhalten sie kaum Kontrolle haben. Frauen können zudem kaum über Abstinenz bestimmen.

Das Machtgefälle in (sexuellen) Beziehungen erschwert es Frauen und Mädchen, über ihre eigene Sexualität zu bestimmen. Daher haben sie ein erhöhtes HIV-Infektionsrisiko.

- Für Frauen ist es aus mehreren Gründen oft nicht möglich, den Gebrauch von **Kondomen** durchzusetzen: Sie setzen sich dem Risiko aus, als „untreu“ zu erscheinen, wenn sie Kondome in der Ehe benutzen wollen; der Kinderwunsch widerspricht dem Benutzen von Kondomen; eine sexuelle Beziehung ist nicht der Ort, wo über Kondomgebrauch „verhandelt“ wird; schließlich ist es oft die Angst vor Gewalt seitens ihres Partners, die sie nicht auf Kondombenutzung bestehen lässt. Schließlich haben Frauen und Mädchen auch weniger Zugang zu Kondomen.
- So ist auch die oft angewendete **„ABC“ Strategie** „Abstinenz, Treue, Kondome (Abstinence, Be faithful, Condoms)“ nicht den Bedürfnissen von Frauen angepasst und ist eine Strategie, die sich implizit nur an Männer richtet. Hierin liegt ein wichtiger Grund, warum sie in der HIV-Prävention nicht die erwarteten Erfolge erzielt. Die Realität und Bedürfnisse von Frauen sollten adäquat berücksichtigt werden.

Die viel angewendete „ABC“ Strategie „Abstinenz, Treue, Kondome (Abstinence, Be faithful, Condoms)“ ist den Bedürfnissen von Frauen nicht angepasst. Sie sollte entsprechend modifiziert werden.

- Frauen sind in der **Gesetzgebung** häufig nicht gleichgestellt. In vielen Ländern sind ihre Rechte auf Eigentum eingeschränkt. Besonders benachteiligt sind **Witwen**. Oft haben sie kein Recht auf das Erbe des verstorbenen Mannes, oder das Erbe wird ihnen durch Familienangehörige weggenommen. Witwen sind ökonomisch und sozial benachteiligt und können gezwungen sein, ihr Überleben und das ihrer Kinder zu sichern, indem sie Sexualität für Geld oder andere Dinge austauschen. Wenn der Ehemann an Aids gestorben ist, haben sie selbst und die Kinder eine hohe Wahrscheinlichkeit, HIV-infiziert zu sein.
- Bestimmte **Traditionen** können zu erhöhter Verletzlichkeit der Frauen beitragen. In einigen Gebieten ist es traditionell üblich, dass ein Mann die Witwe seines verstorbenen Bruders heiratet (wife inheritance, Leviratsehe) oder dass er Sexualverkehr mit ihr hat, um sie zu reinigen (sexual cleansing). Der Brauch der Wiederverheiratung mit dem Bruder war ursprünglich zum Schutz der Witwen vor Verlust ihres Landes und zur sozialen Absicherung gedacht. Durch die HIV-Epidemie entsteht in diesen Fällen ein Risiko für die Beteiligten, sich mit HIV zu infizieren.

HIV-Bekämpfung beinhaltet wesentlich, die soziale und ökonomische Stellung der Frauen zu verbessern.

- Um die HIV-Epidemie einzudämmen, muss die soziale und **ökonomische Unabhängigkeit** der Frauen gefördert werden. Dies kann kurzfristig durch einkommensschaffende Maßnahmen, Kleinkredite usw. geschehen.
- **Frauenrechte** sind Menschenrechte und müssen auch als solche erkannt und durchgesetzt werden.
- Langfristig müssen Erziehung und Aufklärung wirken, und auch der entsprechende staatliche Gesetzesrahmen vorhanden sein, um Gender-Gerechtigkeit zu schaffen. Damit zusammen müssen Interventionen durchgeführt werden, die ein verantwortungsvolles Verhalten von Männern im sexuellen Bereich und die Anerkennung der Selbstbestimmung der Frauen durch die Männer zum Ziel haben.
- Frauen sollten in allen HIV/Aids-Interventionen **mitverantwortlich** beteiligt sein. Programme sollten daraufhin überprüft werden, ob sie zum Erreichen von mehr Gender-Gerechtigkeit dienen oder nicht, also ob sie z. B. Frauen noch mehr benachteiligen.

3.3 Mädchen und junge Frauen

- In den meisten Ländern in Afrika südlich der Sahara liegen die HIV-Raten bei jungen Frauen und Mädchen zwischen 15 und 24 Jahren bis zu **3–6mal höher** als bei den gleichaltrigen Jungen und Männern. Dieses ist weitgehend unabhängig von der Infektionsrate eines Landes.

- Graphik 8 zeigt HIV-Prävalenzen in einigen afrikanischen Ländern:

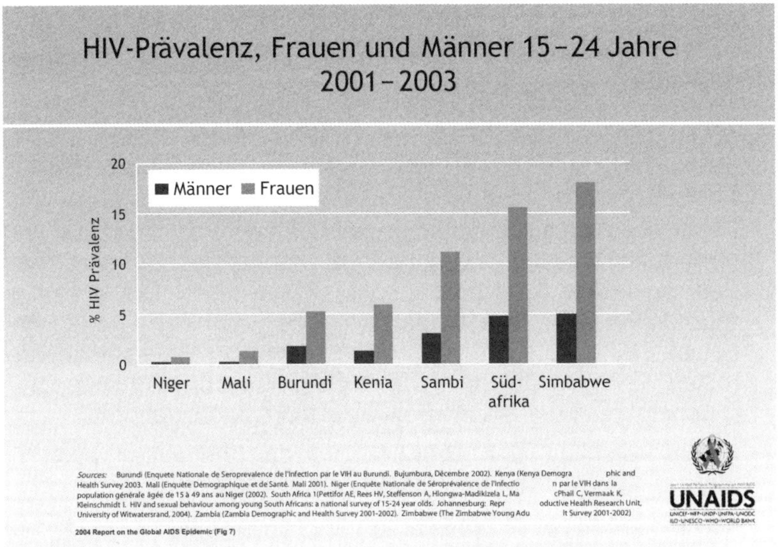

Graphik 8: HIV-Prävalenz bei 15- bis 24-jährigen Frauen und Männern, 2001–2003 (nach UNAIDS).

- In den höheren Altersgruppen über 30 Jahre kehrt sich das Zahlenverhältnis häufig um, und die Zahl der HIV-infizierten Männer ist größer als die der Frauen.
- Viele Berichte und Studien zeigen, dass junge Mädchen oft **Sexualverkehr mit älteren Männern** haben, die ihrerseits ein höheres Risiko haben, HIV-infiziert zu sein („sugar daddies"). Sex findet in diesen Beziehungen häufig im Austausch gegen finanzielle oder andere Gefälligkeiten statt, und es werden fast keine Kondome benutzt. Die Mädchen haben zudem Sex mit Altersgenossen, um einen potenziellen Ehepartner zu finden. Auch hier ist der Kondomgebrauch niedrig[24] Es kann erwartet werden, dass sexuelle Beziehungen bzw. Heiraten zwischen jungen Mädchen und älteren Männern durch die zunehmende Armut der Frauen und Verletzung der Rechte der Frauen in vielen Ländern noch zunehmen werden.
- Oft suchen ältere Männer Mädchen als Sexualpartnerinnen in der Annahme, diese seien entweder frei von HIV oder sie selbst könnten durch Sexualverkehr mit einem jungen Mädchen oder einem Kind (einer „Jungfrau") von ihrer **HIV-Infektion geheilt** werden.

In Afrika haben Frauen im Alter zwischen 15 und 24 Jahren bis zu 3–6mal höhere Infektionsraten als gleichaltrige Männer. Mädchen und junge Frauen haben häufig (ungeschützten) Sexualverkehr mit älteren Männern, die ihrerseits eine höhere Wahrscheinlichkeit haben, HIV-infiziert zu sein.

24 Gregson et al 2002.

- Die **ungleiche Verteilung der sozialen Macht** in diesen Beziehungen macht es sehr unwahrscheinlich, dass Mädchen geschützten Geschlechtsverkehr (safer sex) verlangen können. Das Risiko steigt zusätzlich an, wenn es beim Sexualverkehr zu Verletzungen und Blutungen kommt, wie im Fall von erzwungenem Sexualverkehr und beim Verlust der Jungfräulichkeit.
- Junge Mädchen haben eine höhere Rate von unbehandelten **sexuell übertragbaren Erkrankungen** als gleichaltrige Jungen, die eine HIV-Übertragung begünstigen.
- HIV-Prävention sollte daher junge Mädchen über Sexualität und reproduktive Gesundheit **aufklären**. Damit sollte begonnen werden, bevor die Mädchen sexuell aktiv werden. Die Mädchen müssen ein Bewusstsein dafür erlangen, welches Risiko sie eingehen. Dabei müssen ihnen die notwendigen Fähigkeiten vermittelt werden, sich „durchzusetzen" und nicht dem Druck von gleichaltrigen oder älteren Sexualpartnern nachzugeben.
- „Jungfräulichkeit" und **Abstinenz** vor der Ehe sollten, auch für Jungen, als positive Werte dargestellt werden.
- Es kann jedoch auch notwendig sein, den Zugang zu Kondomen für Mädchen zu ermöglichen bzw. zu verbessern. Mädchen haben meist kein Geld für Kondome, sie werden stigmatisiert, wenn sie Kondome erwerben, und sie trauen sich nicht, sie zu kaufen und mit ihren Partnern darüber zu reden.
- Mädchen müssen Fähigkeiten erwerben, die sie **ermächtigen**, ökonomisch unabhängiger und nicht auf finanzielle „Unterstützung" angewiesen zu sein.

Aids führt zu einer erheblichen Einschränkung der Bildungschancen von Mädchen und damit zu erhöhtem Risiko für HIV-Infektion.

- In vielen Entwicklungsländern ist das **Bildungssystem** mangelhaft und der Anteil von Mädchen, die eine Schule besuchen, relativ gering. Aids benachteiligt Mädchen zusätzlich:
  - Durch den Tod von Lehrer/innen werden die Bildungschancen insgesamt geringer, damit auch die der Mädchen.
  - Das Schulgeld stellt oft eine erhebliche Belastung des knappen Familienbudgets dar, und Mädchen müssen dann häufig als erste die Schule verlassen.
  - Durch die Übernahme der Pflege von kranken Familienangehörigen und die Versorgung von jüngeren Geschwistern können Mädchen nicht mehr die Schule besuchen.
- Die Zukunftsperspektiven der Mädchen werden durch die mangelnde **Schulbildung** erheblich eingeschränkt: Da sie weniger Chancen haben, später ökonomisch und sozial unabhängig zu sein, haben sie ein erhöhtes Risiko, sich mit HIV zu infizieren. Mädchen, die Waisen sind, sind hiervon besonders betroffen. **Ein (längerer) Schulbesuch** und Ausbildung von Mädchen senken also ihre Verletzlichkeit für HIV.

- Der **Schulbesuch** von Mädchen muss gefördert werden und sollte kostenfrei sein. Schulbesuch verzögert den Beginn der sexuellen Aktivität. Es mutet besonders tragisch an, dass viele Mädchen eine sexuelle Beziehung zu einem älteren Mann eingehen, um Schulgeld zu erlangen.
- Aids-Programme, die junge Mädchen und Frauen vor HIV-Infektion schützen wollen, müssen sich auch an **Männer** und an die Gesellschaft allgemein richten:
  - Die Mythen über Heilung von HIV durch Sexualverkehr mit einem jungen Mädchen müssen bekämpft werden.
  - „Bedarfsreduzierung" durch Aufklärung und Erziehung der Männer muss durchgeführt werden. Sexualverkehr mit Minderjährigen darf nicht mehr sozial akzeptabel sein.

Programme zum Schutz der Mädchen vor sexueller Ausbeutung und HIV-Infektion müssen sich auch an die Männer richten.

3.4 Gewalt gegen Frauen

- Gewalt gegen Frauen ist zugleich eine **Ursache und Auswirkung** der HIV-Ausbreitung.
- **Sexuelle Gewalt** erhöht das Risiko der HIV-Infektion durch die dabei stattfindenden Verletzungen. **Kinder** und Frauen begegnen sexueller Gewalt oft im Alltagsleben, in der Familie, der Gemeinde und Institutionen wie der Schule.
- Gewalt nimmt weltweit zu, u. a. auch die sexuelle Gewalt. Ein großer Prozentsatz von **Frauen erlebt Gewalt**: häusliche Gewalt, Vergewaltigung, sexueller Missbrauch, sexuelle Ausbeutung (erzwungene Prostitution, Frauen in der Sex-Industrie, Frauen als Flüchtlinge und Migrantinnen), schädliche traditionelle Praktiken (genitale Verstümmelung), Untreue ihrer Partner (mit dem Risiko der HIV Infektion). Alles dies erhöht das Risiko der HIV-Infektion, zusätzlich zum bestehenden Risiko von ungewollten Schwangerschaften und sexuell übertragbaren Erkrankungen.
- In Studien in Kenia, Uganda und Sambia berichteten mehr als 40 % der Frauen von Missbrauch. Eine Studie in Südafrika fand höhere Raten von HIV-Infektion bei Frauen, die von ihren **Partnern physisch missbraucht** wurden als bei Frauen, die nicht missbraucht wurden[25].
- Im **Krieg** und in Konfliktsituationen sind Frauen und Mädchen besonders gefährdet und dem Risiko von sexueller Gewalt ausgesetzt. Vergewaltigung wird im Krieg als „Waffe" eingesetzt. In Kriegssituationen und als Flüchtlinge sind Frauen und Mädchen besonders verletzlich und ist sexuelle Gewalt bzw. „Kaufen" von Sex besonders häufig.

Sexuelle Gewalt (in Familien und Institutionen, im Krieg, in der Prostitution u. a.) erhöht das Risiko der HIV-Infektion.

25 Dunkle et al 2004.

- Die in manchen Ländern praktizierte **Genitalverstümmelung** von Mädchen („Beschneidung") erhöht das Risiko der HIV-Infektion: durch die Praxis selbst, die u. U. mit denselben Instrumenten an mehreren Mädchen durchgeführt wird, und durch die später auftretende höhere Verletzlichkeit beim Sexualverkehr.

Es sollten Maßnahmen ergriffen werden, um die Gewalt gegen Frauen zu beenden. In vielen Ländern gibt es kein Unrechtsbewusstsein und praktisch keine Strafverfolgung bei Gewalt gegen Frauen.

- Es sollten Maßnahmen ergriffen werden, um die **Gewalt gegen Frauen zu beenden**. In vielen Ländern gibt es kein Unrechtsbewusstsein und praktisch keine Strafverfolgung bei Gewalt gegen Frauen.
- Die überwältigende Mehrheit der HIV-infizierten Frauen hat **keinen Zugang zu adäquater Behandlung**; sie sind häufig diskriminiert und stigmatisiert; häufig werden sie zwangssterilisiert oder ihre Kinder werden ihnen weggenommen.
- Das Stigma, dem Frauen im Zusammenhang mit Aids ausgesetzt sind, sollte reduziert bzw. beendet werden; Frauen müssen adäquaten Zugang zu Behandlung und Prävention haben; generell sollten alle Rechte von Frauen als **Menschenrechte** gefördert und durchgesetzt werden.

3.5 Auswirkungen der Epidemie auf Frauen

Durch die HIV-Epidemie erhöht sich die Arbeitsbelastung von Frauen und Mädchen: durch Pflege von chronisch Kranken, den Tod von Familienmitgliedern und Verarmung.

- Die HIV-Epidemie erhöht die meist schon erhebliche **Arbeitsbelastung** von Frauen und Mädchen.
- Frauen und Mädchen tragen den größten Anteil der Betreuung und **Pflege der chronisch Kranken** in Familien und Gemeinden: Sie kümmern sich um die zunehmende Zahl der Waisenkinder, sind in Home Based Care ehrenamtlich aktiv und pflegen die Kranken zuhause und häufig auch im Krankenhaus.
- Durch den Tod von anderen Familienmitgliedern haben Frauen eine **höhere Arbeitsbelastung**, z. B. bei der Feldarbeit.
- Auch die **Verarmung** vieler Familien durch Aids führt zu einer höheren Arbeitsbelastung vor allem der Frauen.
- Die Verarmung hat darüber hinaus eine erhöhte Verletzlichkeit für HIV-Infektion zur Folge, denn die Abnahme der **ökonomischen Basis** der Frauen erhöht das Risiko der sexuellen Ausbeutung.
- Frauen tragen oft erheblich zum Familieneinkommen bei. Sie arbeiten in der **Subsistenzwirtschaft** und sind so zum überwiegenden Teil für die Nahrungsproduktion in den Familien verantwortlich. Dies wird durch die HIV/Aids-Epidemie eher noch verstärkt: In Afrika sind 70 % der **ländlichen Haushalte von Frauen geführt**, weil entweder ein Ehemann fehlt oder für lange Zeit, z. B. durch Arbeitsmigration, abwesend ist. Von Frauen geführte Haushalte sind durchschnittlich ärmer als Haushalte, denen ein Mann „vorsteht".

- Die Annahme jedoch, dass der „Brotverdiener“ – und damit der Entscheidungsträger – in den Familien ein Mann ist, unterschätzt und unterminiert die Stellung und Bedeutung von Frauen und ist damit kontraproduktiv. Entwicklungszusammenarbeit darf die **Benachteiligungen**, die sie beheben will, nicht erst schaffen oder vertiefen, indem sie Interventionen hauptsächlich an männliche „Familienoberhäupter“ richtet und Frauen, z. B. in der Home Based Care, als „billige Arbeitskräfte“ behandelt.

3.6 Männer

- In den letzten Jahren hat der Einfluss von Geschlechter-Beziehungen auf die HIV-Übertragung zunehmend Beachtung gefunden. Viele Aids-Interventionen haben Frauen und Mädchen als Zielgruppen identifiziert. Damit Männer jedoch sich selbst und ihre Partnerinnen vor einer HIV-Infektion schützen, ist es erforderlich, Männer direkt anzusprechen und ihr **verantwortliches Sexualverhalten** zu fördern.
- Herkömmliche **männliche Rollenmuster**, die häufig wechselnde sexuelle Partner, sexuelle Gewalt oder ungeschützten Sexualverkehr erlauben oder fordern (als Beweis der Männlichkeit), sollten hinterfragt und korrigiert werden.

> Herkömmliche männliche Rollenmuster müssen hinterfragt und korrigiert werden. „Mächtige“ Männer (z. B. in Institutionen) dürfen ihre Macht nicht dazu benutzen, Frauen und Mädchen dem Risiko der HIV-Infektion auszusetzen.

- Männer in **Institutionen** (Militär, Polizei, Lehrer, Kirche) dürfen ihre Machtstellung nicht dazu ausnutzen, Mädchen und Frauen zu sexuellen Aktivitäten zu „überreden“ oder zu zwingen.
- Käuflicher Sex sollte nicht als Ausdruck von Sexualität, sondern als die Degradierung eines anderen Menschen zur Ware und als das **Ausnutzen einer ungleichen Machtbeziehung** bewertet und entsprechend verurteilt werden.
- Männer müssen zu einer **größeren Verantwortung** im Hinblick auf ihren Beitrag in der Ausbreitung von HIV und Aids gelangen. Dazu ist es notwenig, dass sie die Gender-Problematik zu ihrer eigenen machen und nicht Gender als ein „Problem von Frauen“ sehen.
- Männer sollten auch ermutigt werden, eine aktivere Rolle in der **Versorgung der chronisch Kranken** in der Familie und in der Gemeinde einzunehmen, um die Frauen in diesen Aufgaben zu entlasten und um so zur Reduzierung des HIV-Stigmas beizutragen.

> Eine größere Beteiligung von Männern kann erreicht werden durch die Einbeziehung von männlichen Vorbildern und Entscheidungsträgern.

- Eine größere Beteiligung von Männern kann erreicht werden durch die Einbeziehung von **männlichen Vorbildern** und Entscheidungsträgern, wie Pfarrern, traditionellen Heilern und Gemeindevorstehern. Eine entsprechende Bewusstseins- und Verhaltensänderung in dieser Gruppe oder bei Einzelnen kann dann als Zugang zu den Männern in einer Gemeinde dienen.

- Männer sollten auch verstärkt in der HIV-Prävention angesprochen werden. Sie sind auf entsprechenden Veranstaltungen häufig unterrepräsentiert. Viele Organisationen versuchen, eine **höhere Beteiligung von Männern** zu erreichen; in der Praxis stellt sich dies oft als sehr schwierig dar.
- HIV-Programme, die sich **an Männer und Jungen richten**, dürfen jedoch keinesfalls die an Frauen und Mädchen gerichteten Programme ersetzen, sondern müssen diese ergänzen.
- Geschlechter-Ungerechtigkeit im Kontext von HIV/Aids zu beachten, heißt auch die **Verletzlichkeit von Männern** für HIV-Infektion anzugehen.
- Häufig suchen mehr Frauen als Männer HIV-Beratungszentren auf. Es scheint, dass die mit Aids verbundenen **Tabus** für Männer häufig noch ausgeprägter sind. Männer sollten deshalb verstärkt motiviert werden, diese Angebote zu nutzen.

Männer sind in vielfacher Hinsicht verletzlich für HIV-Infektion, bedingt durch männliche Rollendefinitionen.

- Sexuelles Rollenverhalten, das **mehrere Sexualpartner/innen** für Männer toleriert bzw. fördert, erhöht auch das Infektionsrisiko für die Männer.
- **Migranten** sind verletzlich für HIV-Infektion, da häufig familiäre und eheliche Bindungen aufgehoben sind und die Wahrscheinlichkeit von riskanterem sexuellem Verhalten (käuflicher Sex, wechselnde Partner, keine Kondombenutzung) steigt.
- Junge Männer sind zwar oft besser informiert über Sexualität und reproduktive Gesundheit als junge Frauen, aber trotzdem nicht ausreichend genug, um sich vor einer HIV-Infektion zu schützen. Männliches Rollenverhalten kann dann zusätzlich einer ausreichenden **Informationsgewinnung** im Wege stehen, da das Eingeständnis mangelnder Information in diesem Bereich nicht mit der männlichen Rolle vereinbar ist.
- Der Gebrauch von **Alkohol und Drogen**, der in vielen Gesellschaften zur männlichen Rolle dazugehört, trägt zu einer höheren Verletzlichkeit bei.

4 Verletzlichkeit für HIV

4.1 Risiko und Verletzlichkeit

- In der Aids-Bekämpfung standen zunächst Interventionen im Vordergrund, die sich an **„Risikogruppen"** (z. B. Prostituierte) richteten. Diese Interventionen haben jedoch den Nachteil, dass sie zu einer weiteren Stigmatisierung dieser Gruppen führen können, da der Eindruck entsteht, als ob diese Personengruppen an der Epidemie „schuld" seien.
- Das Konzept der Risikogruppen wurde zunehmend erweitert auf **„Risikoverhalten"** (z. B. ungeschützter Sexualverkehr). Damit sollte die Begrenzung auf bestimmte Personengruppen und deren Stigmatisierung vermieden werden.
- Außerdem haben sich die meisten HIV-Präventionsprogramme zunächst auf die Reduzierung des unmittelbaren Risikos der HIV-Infektion durch das Erzielen von **Verhaltensänderung im sexuellen Bereich** konzentriert. Es hat sich jedoch als schwierig erwiesen, diese Verhaltensänderungen zu erzielen und durchzuhalten: Der Ansatz des „Risikos" berücksichtigt nur ungenügend, dass Verhalten oft nicht rational bestimmt ist (das trifft gerade auch auf das Sexualverhalten zu), und dass Menschen außerdem das als richtig Erkannte nicht umsetzen können, wenn sie nicht über die Mittel verfügen, selbstbestimmte Entscheidungen treffen zu können. Dazu einige Beispiele:
  - **Geschlechtsspezifische Rollen** und Machtverhältnisse bewirken, dass Frauen nicht mit ihren sexuellen Partnern über Kondombenutzung sprechen und diese durchsetzen können.
  - **Gewalt** im häuslichen Bereich, in der erzwungenen Prostitution oder im Krieg hindert Frauen und Kinder daran, über ihr Sexualverhalten zu bestimmen.
  - Die **Abhängigkeit bei Drogenbenutzer/innen** und ihre ökonomische Situation haben zur Folge, dass Injektionsnadeln geteilt werden und so das HIV-Risiko erheblich ansteigt.
- In den stark betroffenen Ländern mit hoher HIV-Prävalenz hat zudem **jeder Mensch ein Risiko**, sich mit HIV zu infizieren. Das Konzept „Risiko für bestimmte Menschen" führt zu Fehleinschätzungen der tatsächlichen Bedrohung durch HIV.
- Im Lauf der Jahre gewann das **Konzept der „Verletzlichkeit"** (Vulnerabilität) in der Aids-Bekämpfung an Bedeutung. Verletzlich für HIV-Infektion sind Menschen, die durch eingeschränkte Selbstbestimmung im sozialen, sexuellen u. a. Bereichen ein erhöhtes Risiko der HIV-Ansteckung haben: Frauen, Kinder, Sex Worker, Homosexuelle, Jugendliche, Menschen mit Drogenab-

> Der Begriff des Risikos für die Wahrscheinlichkeit einer HIV-Infektion greift in der Realität zu kurz, da er nicht die sozio-ökonomischen Bedingungen des Verhaltens berücksichtigt.

> Der Begriff „Verletzlichkeit" trägt der eingeschränkten Selbstbestimmung im Risikoverhalten für HIV-Infektion und der erhöhten Anfälligkeit für die Auswirkungen von Aids Rechnung.

hängigkeiten, Migrant/innen, ethnische Minderheiten, Arme. Verletzlichkeit bezieht sich außerdem auf die höhere Anfälligkeit dieser Gruppen für die negativen sozialen Auswirkungen der Epidemie: Z. B. sind Kinder hier besonders betroffen. Diese erhöhen ihrerseits wieder die Verletzlichkeit für HIV-Infektion.

- Verletzliche Bevölkerungsgruppen benötigen spezielle Aufmerksamkeit, Mitgefühl, Vertrauen und Begleitung. Die sozialen, ökonomischen und psychologischen Strukturen, die Verletzlichkeit schaffen und aufrechterhalten, müssen geändert werden, damit Menschen mehr Kontrolle über ihr Risikoverhalten erlangen.
- Häufig besteht die Vorstellung, dass bestimmte „Risikogruppen" sozusagen **„unter sich bleiben"** und es zu keinen Wechselwirkungen mit der übrigen Bevölkerung kommt. Dies ist jedoch nicht der Fall: Die meisten Drogenbenutzer und -benutzerinnen sind auch sexuell aktiv; ein großer Teil der Sex Worker injiziert auch Drogen; die meisten Klienten von Sex Workers haben andere weibliche Sexualpartnerinnen, einschließlich Ehefrauen und Freundinnen; ein erheblicher Anteil von Männern, die Sex mit Männern haben, hat auch Sex mit Frauen; viele Frauen sind für ihr Überleben gezwungen, Sex zu verkaufen, würden sich aber nicht als „Prostituierte" bezeichnen.
- HIV-Prävention sollte Menschen nicht in eine „Schublade" stecken, sondern berücksichtigen, dass bestimmte **Rollenzuweisungen** (wie Drogenbenutzer, Homosexuelle) eben nur einen Teil der Realität der Menschen ausmachen.

4.2 Migration und Mobilität

Migrant/innen und mobile Bevölkerungen haben ein erhöhtes Risiko für HIV-Infektion durch Trennung von ihren Familien, Diskriminierung, sexuelle Ausbeutung und niedrigen sozialen Status.

- Viele Länder haben eine große Zahl von Menschen, die aus den verschiedensten Gründen mobil sind: Fernfahrer, Sex Worker (Prostituierte), Saisonarbeiter/innen, Händler/innen, Militärangehörige u. a. Die Urbanisierung trägt zu weiterer **Mobilität** bei. **Fernfahrer** waren eine der ersten Bevölkerungsgruppen, die von HIV betroffen war. Sie sind nach wie vor sehr verletzlich für die HIV-Infektion aufgrund ihrer Mobilität und der langen Abwesenheit von den Familien.
- Migrant/innen ändern häufig ihr sexuelles Verhalten zu einem „risikoreicheren" mit **mehreren Sexualpartnern** und käuflichem Sexualverkehr. In den Städten ist die Großfamilie nicht mehr präsent und/oder funktionsfähig, so dass traditionelle Verhaltensmuster und soziale Kontrollmechanismen weniger gegenwärtig sind. Migrant/innen und Menschen, die mobil sind, haben daher ein höheres Risiko, sich am Ort ihres Aufenthaltes mit HIV zu infizieren und die Infektion dann mit nach Hause zu nehmen, oft, ohne es zu wissen.

- Viele Migranten, z. B. Minenarbeiter, leben meist in Unterkünften nur für Männer, und Prostitution ist häufig in dieser Umgebung. Aus vielen Ländern wird berichtet, dass viele Frauen Angst haben vor der Rückkehr ihrer Männer von der Wanderarbeit, weil diese dann „HIV mitbringen".
- Migrant/innen sind oft nicht mit den Gewohnheiten ihrer Umgebung vertraut. Wenn sie in einem anderen Land arbeiten, sind sie häufig als Fremde **diskriminiert**. Sie haben oft einen schlechteren sozialen Status als die Einheimischen, und ihre Chancen, einen adäquaten Lebensunterhalt zu finden, sind gering.
- Frauen machen weltweit 50 % der Migrant/innen aus. Das wird oft unterschätzt und Migration wird als ein Phänomen bei Männern angesehen. Adäquate Lebens- und Arbeitsmöglichkeiten sind jedoch für Frauen meist noch schwerer zu finden als für Männer. Frauen sind besonders anfällig für **sexuelle Ausbeutung** und haben so ein hohes Risiko der HIV-Infektion.
- Migrant/innen und mobile Bevölkerungsgruppen sind verletzlich durch den geringeren **Zugang zu Information** über HIV/Aids und zu Betreuung und Behandlung im Falle der Erkrankung.

Frauen machen weltweit 50 % der Migrant/innen aus. Sie sind besonders anfällig für sexuelle Ausbeutung und haben so ein hohes Risiko für HIV-Infektion.

4.3 Humanitäre Krisen, Kriege und Konflikte

- Die in vielen Ländern bestehenden **Krisen, Kriege und Konflikte** sind gekennzeichnet durch den Zusammenbruch von traditionellen Strukturen, Verschlechterung der medizinischen Versorgung und Ernährungssituation u. a. Diese Faktoren fördern die HIV-Übertragung.
- Die HIV-Prävalenz ist besonders hoch bei **Militärangehörigen**. Durch ihre hohe Mobilität und negative männliche Rollenmuster tragen Militärangehörige zur Verbreitung von HIV bei und sind auch selbst einem erhöhten Risiko der Infektion ausgesetzt. Das Militär wird zudem in HIV-Präventionsprogrammen meistens vernachlässigt.
- **Vergewaltigungen** werden im Krieg als „strategisches" Mittel eingesetzt, wie z. B. im Kongo. In Ruanda waren 80 % aller Frauen, die während des Genozids vergewaltigt wurden, danach HIV-positiv.[26]
- **Flüchtlinge und intern Vertriebene** haben, da die traditionellen Strukturen zerstört und sie meist ohne ein gesichertes Einkommen sind, ein hohes Risiko der HIV-Infektion. Dies trifft besonders junge Mädchen und Frauen, die Sexualität gegen Unterkunft, Essen usw. tauschen. Flüchtlinge sind darüber hinaus meistens nicht in nationale HIV-Präventionsprogramme einbe-

Durch Mobilität und negative männliche Rollenmuster haben Militärangehörige ein erhöhtes Risiko, sich selbst und ihre Sexualpartner mit HIV zu infizieren.

26 United Nations High Commissioner on Refugees 2005.

zogen. Sie haben schließlich im Fall der Erkrankung kaum Zugang zu adäquater Pflege und Behandlung. Die UN haben hier selbstkritisch erkannt, dass UN-Friedenstruppen in der Dem. Republik Kongo Sex von Kindern in Flüchtlingslagern erzwangen oder erkauften.

- Es ist dringend erforderlich, auch in **humanitären Krisen** und Kriegssituationen HIV-Prävention und Behandlung von Beginn der Intervention zu integrieren, und nicht auf „später", d. h. nach der Notfallintervention, zu verschieben. So gab es Bemühungen, bei der Tsunami Katastrophe in Asien Anfang 2004 HIV-Präventionsmaßnahmen in die Hilfe einzugliedern.

4.4 Menschen- und Sexhandel

Der organisierte Menschenhandel mit Frauen und Mädchen fördert die HIV-Ausbreitung in weiten Teilen Asiens, Osteuropas und Afrikas.

- Der **organisierte Handel mit Menschen** nimmt weltweit zu. Davon sind besonders Afrika, Asien und Osteuropa betroffen. Davon betroffene Menschen sind besonders verletzlich für eine HIV-Infektion.
- Kinder werden als Arbeitskräfte für Tätigkeiten im häuslichen Bereich verkauft. Frauen und Kinder werden sexuell ausgebeutet. Es liegen wenige Daten zur HIV-Übertragung in diesem Kontext vor.
- Hier haben auch die **europäischen Staaten** eine besondere Verantwortung, da viele Frauen nach Europa gebracht werden. Durch Advocacy und Lobbying kann Menschenhandel, der viele Frauen in die Sklaverei der erzwungenen Prostitution zwingt, bekämpft werden.

4.5 Sex Worker (Prostituierte)

- Eine besondere Zielgruppe in HIV-Programmen sind Sex Worker, da sie durch zahlreiche, zumeist ungeschützte sexuelle Kontakte häufig relativ hohe HIV-Infektionsraten aufweisen.

Sex Worker haben ein höheres Risiko der HIV-Infektion. Sie selbst, ihre Klienten und deren Partner/innen müssen vor der Infektion geschützt werden. Dabei müssen die Menschenrechte der Frauen geschützt und gefördert werden.

- Die Gruppe der Sex Worker ist jedoch nicht homogen, sondern umfasst Frauen mit ganz **unterschiedlichen Lebensrealitäten**:
  - Frauen, die durch „Prostitution" den Lebensunterhalt bestreiten;
  - Frauen, die durch Armut gezwungen sind, Sexualität gegen Geld oder andere Gefälligkeiten zu tauschen;
  - Erzwungene Prostitution und Sklaverei.
- Selbst bei „freiwilliger" Prostitution muss immer nach den **Lebensumständen** gefragt werden. In vielen Ländern ist der Anteil an Minderjährigen hoch, z. B. in Indien sind 50 % unter 18 Jahre und 20 % unter 15 Jahre.

- **Sexuelle Gewalt** ist häufig im Bereich von Prostitution. Sie erhöht das Risiko der HIV-Infektion noch zusätzlich.
- An Sex Worker gerichtete **HIV-Prävention** sollte einer Reihe von Kriterien genügen. Sie sollte zum Ziel haben, die Frauen und ihre männlichen Partner zu **schützen**, und damit auch ein Weitergeben der Infektion an andere zu verhindern. Da Frauen meist eher bereit sind, Kondome zu benutzen, müssen auch die Männer angesprochen werden. Das wird in vielen Programmen versäumt, mit der Begründung, dass die männlichen Klienten zu „schwer zu erreichen" seien.
- Es muss sichergestellt werden, dass durch HIV-Programme nicht noch mehr Druck und Gewalt auf Frauen und Kinder in der Prostitution ausgeübt wird und dass sie nicht dadurch zusätzlich stigmatisiert werden. Die Menschenrechte der Frauen müssen gewahrt bzw. wiederhergestellt werden.
- Prostitution als solche wird von den meisten Programmen nicht in Frage gestellt. Vorrangiges Ziel von Interventionen sollte jedoch sein, die Frauen so zu **ermächtigen**, dass sie einer anderen Beschäftigung nachgehen können. Dazu müssen auch gesellschaftliche Rahmenbedingungen geändert werden.
- Männer sind eine wichtige, jedoch meist vernachlässigte, Zielgruppe in diesem Kontext. Hier muss darauf gezielt werden, dass sie die **Menschenwürde** der Frauen und Kinder respektieren.
- Prostitution mit **Kindern** nimmt weltweit zu, unter anderem durch die Angst vor HIV-Infektion. Viele Männer gehen davon aus, dass Kinder „HIV frei" sind. Sex mit Kindern darf nicht toleriert werden, sondern muss **strafrechtlich** verfolgt werden.
- **Auch der Sextourismus** kann zu einer Verbreitung von HIV führen. Hierzu liegen aber nur wenige Untersuchungen vor.
- Schließlich sollte ein **öffentliches Bewusstsein** für die Zusammenhänge von Menschenrechten, Prostitution und HIV-Übertragung geschaffen werden.

Prostitution mit Kindern nimmt weltweit zu, u. a. durch die Angst vor HIV-Infektion. Viele Männer gehen davon aus, dass Kinder „HIV frei" sind. Sex mit Kindern darf nicht toleriert werden, sondern muss strafrechtlich verfolgt werden.

4.6 Menschen mit Drogenabhängigkeiten

- Weltweit haben sich mehr als fünf Millionen Menschen durch die Injektion von Drogen mit HIV infiziert. Die gemeinsame Benutzung von Injektionsnadeln und Spritzen hat von allen Übertragungswegen das höchste Risiko der HIV-Übertragung (außer Bluttransfusionen).
- In vielen Ländern, in denen sich HIV rasch ausbreitet, geschieht dies vor allem durch die Übertragung durch Injektionsbestecke,

Weltweit haben sich mehr als 5 Millionen Menschen durch die Injektion von Drogen mit HIV infiziert. In manchen Regionen sind bis zu 80 % aller Drogenbenutzer/innen HIV-positiv.

z. B. in Russland, Iran, Vietnam, China, Indonesien, Nordosten Indiens, Portugal.[27] In manchen Regionen sind bis zu 80 % aller Drogenbenutzer/innen HIV-positiv.

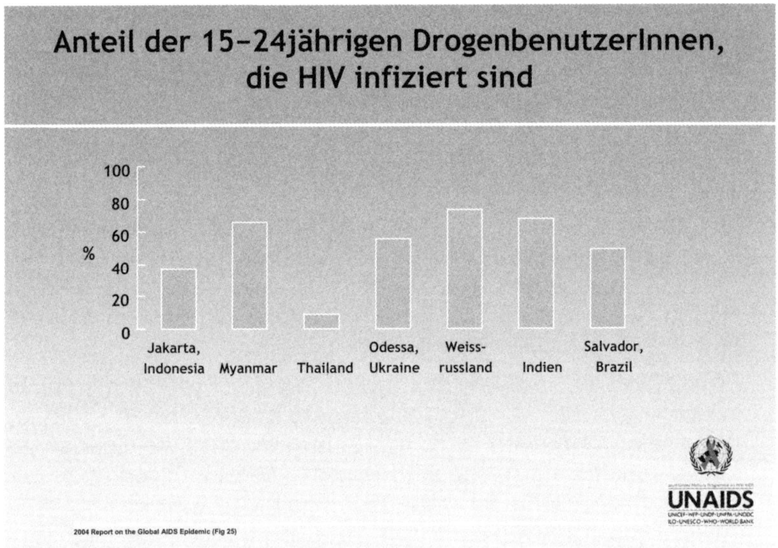

Graphik 9: Anteil der HIV-positiven Drogenbenutzer/innen, nach UNAIDS.

- Es werden dringend Programme benötigt, die dem **Drogenkonsum vorbeugen**, d. h. Drogenabhängigkeit gar nicht erst entstehen lassen.
- Wenn jedoch ein Mensch Drogen benutzt, sollte er/sie **vor HIV-Infektion geschützt werden**. Dazu ist ein ganzes Paket von Maßnahmen notwendig: Behandlung der Drogenabhängigkeit; Information über Safer Sex, Injektionspraktiken und HIV-Risiko; Bereitstellen von sauberen Nadeln und Spritzen und von Kondomen; Beratung und HIV-Tests; Behandlung der sexuell übertragbaren Krankheiten; Pflege und Behandlung einschließlich antiretroviraler Therapie bei Aids; und Interventionen für spezielle Risikogruppen wie Sex Worker und Gefangene. Dazu kommt die Reduzierung von Stigmatisierung und Diskriminierung.
- Entsprechende Interventionen werden auch **„Schadensbegrenzung (harm reduction)"** genannt, da sie, bei einmal eingetretener Drogenabhängigkeit, die Risiken für die einzelnen Drogengebraucher/innen und die Gesellschaft und den damit verbunden Schaden verkleinern wollen. Hinzu kommen Substitutionsbehandlung (z. B. mit Methadon), entsprechende Räume für Drogeninjektionen und Entkriminalisierung des Besitzes von Drogen für den persönlichen Gebrauch.

Schadensbegrenzung möchte bei Drogenabhängigkeit die Risiken für die einzelnen Drogengebraucher/innen und die Gesellschaft und den damit verbunden Schaden verkleinern.

27 United Nations Office on Drug and Crime: World Drug Report 2004.

- Diese Programme sind in einigen Ländern **erfolgreich** durchgeführt worden. Z. B. haben im US Bundesstaat Kalifornien und in Spanien entsprechende Programme zu einem Rückgang der HIV-Neuinfektionen beigetragen.[28] Um erfolgreich zu sein, müssen die Programme jedoch den lokalen Gegebenheiten angepasst sein und sollten flexibel auf neue Herausforderungen, wie z. B. neue Formen des Drogenkonsums, reagieren können.
- In vielen Ländern werden diese Programme jedoch nicht durchgeführt, da angenommen wird, dass sie den Drogengebrauch eher fördern. Bei repressiver Drogenbekämpfung durch Kriminalisierung und Bestrafung der Drogenabhängigen werden jedoch Menschenrechte verletzt; außerdem wird den Drogengebraucher/innen der Zugang zu HIV-Prävention und Behandlung verweigert, mit dem Risiko der Ausbreitung von HIV.
- Bei Drogenbenutzer/innen breitet sich HIV nicht nur im Zusammenhang mit dem Drogengebrauch, sondern auch durch sexuelle Übertragung auf die Partner aus. Drogengebrauch ist häufig verbunden mit **risikoreichem Sexualverhalten**, wie Sex ohne Kondombenutzung. Drogenabhängige, die durch Prostitution den Drogenkonsum unterhalten, sind besonders gefährdet.
- Ein anderer Übertragungsweg in die übrige Bevölkerung geschieht dadurch, dass viele Drogenabhängige durch Kriminalisierung eine Zeitlang im Gefängnis sind, und dass hier das Teilen von Injektionsbesteck und Sex ohne Kondombenutzung (zwischen Männern) häufig sind.
- Drogenabhängige sind häufig eine **vernachlässigte Gruppe** in der HIV-Prävention. Sie werden oft als relativ geschlossene Gruppe angesehen und stigmatisiert. Wenn jedoch nicht rasch adäquate Interventionen zur Eindämmung unternommen werden, besteht ein großes Risiko der weiteren Ausbreitung von HIV/Aids unter den Drogenbenutzer/innen und in die übrige Bevölkerung.
- Bei fast völligem Fehlen entsprechender Programme breitet sich die HIV-Epidemie z. B. in den Staaten **Osteuropas** und der russischen Föderation unter Drogenbenutzer/innen – und auf heterosexuellem Wege auch auf die übrige Bevölkerung – aus.
- In vielen afrikanischen Ländern ist sehr wenig bekannt über intravenösen Drogengebrauch, entsprechende Untersuchungen fehlen. Viele große Städte gewinnen jedoch zunehmende Bedeutung als Umschlagplätze im internationalen **Drogenhandel**. Auf diesem Wege werden illegale Drogen dann auch in diese Länder gebracht und verkauft.

Drogenabhängige sind häufig vernachlässigt in der HIV-Prävention. Sie werden als relativ geschlossene Gruppe angesehen, stigmatisiert und kriminalisiert. Ohne adäquate Interventionen besteht jedoch ein großes Risiko der weiteren Ausbreitung von HIV/Aids unter den Drogenbenutzer/innen und in die übrige Bevölkerung.

28 Open Society Institute 2005.

4.7 Männer, die Sex mit Männern haben (Homosexuelle)

In vielen Ländern ist homosexuelles Verhalten stigmatisiert und teilweise auch kriminalisiert. Daher ist HIV-Prävention erschwert.

- Männer, die Sex mit Männern haben, sind insgesamt eine **vernachlässigte Gruppe** und in den meisten Entwicklungsländern kaum das Ziel von HIV-Präventions-Aktivitäten. Daher ist HIV-Prävention in diesem Bereich sehr erschwert. Die Anzahl von sexuellen Partnern in dieser Gruppe ist oft hoch, und der Gebrauch von Kondomen ist niedrig.
- Die sexuelle Selbstbestimmung der Menschen wird oft nicht beachtet und **homosexuelles Verhalten** ist stigmatisiert und tabuisiert.
- Männer, die Sex mit Männern haben, haben auch oft Sex mit Frauen. Das muss in der HIV-Prävention berücksichtigt werden.
- Homosexuelle Übertragung von HIV ist ein **wichtiger Übertragungsweg** in Lateinamerika und Europa. Auch in vielen Ländern Asiens gibt es Männer, die Sex mit Männern haben. Z. B. gaben in den Philippinen 15 % der Befragten an, Sexualverkehr mit einem anderen Mann gehabt zu haben. Für Afrika gibt es keine offiziellen Daten über homosexuelles Verhalten bei Männern und dessen Beitrag zur HIV-Übertragung. Es ist zu vermuten, dass homosexuelle Praktiken in einigen Ländern eine gewisse Rolle spielen könnten, vor allem in Gefängnissen sind sie weit verbreitet.

5 Kinder und Jugendliche

5.1 Kinder, die mit HIV leben

- Ende 2003 lebten weltweit **2,1 Millionen Kinder** (unter 14 Jahren) mit HIV (waren HIV infiziert), davon allein in Afrika südlich der Sahara 1,9 Millionen[29]
- 490.000 Kinder starben im Laufe des Jahres 2003 an Aids. 630.000 Kinder wurden neu mit HIV infiziert, meist durch Mutter-Kind-Übertragung.
- Die meisten Kinder, die über ihre Mutter mit HIV infiziert werden, sterben während der ersten zwei Lebensjahre. Manche Kinder überleben bis zum Alter von fünf Jahren oder noch länger, abhängig u. a. von der Ernährungssituation und dem Zugang zu medizinischer Versorgung.
- Ein erhöhter Zugang zu antiretroviralen Medikamenten in den armen Ländern käme auch HIV-infizierten Kindern zugute, da diese Form der Behandlung bei Kindern ebenso wirksam ist wie bei Erwachsenen.[30] Hier gibt es jedoch eine weitere Schwierigkeit: bislang gibt es zu wenige Medikamente, die in kindergerechten Dosierungen und zu einem akzeptablen Preis für die armen Länder vorliegen.
- Vermehrte Anstrengungen sind notwendig in Advocacy und Forschung, um Kindern mit HIV den Zugang zu adäquater Behandlung der HIV/Aids-Infektion zu ermöglichen.

2003 lebten in Afrika südlich der Sahara 1,9 Millionen Kinder mit HIV.

5.2 Waisenkinder

- Ende 2003 gab es weltweit **15 Millionen Waisenkinder** (unter 17 Jahren) durch Aids, davon 12 Millionen in Afrika südlich der Sahara. Zwei Jahre früher, in 2001, waren es 11,5 Millionen weltweit.[31]
- Es wird erwartet, dass diese Zahl bis zum Jahr 2010 auf 18 Millionen ansteigen wird, wenn keine entschiedenen Maßnahmen wie Behandlung der Aids-Erkrankung getroffen werden.
- Allein in Südafrika gab es 2003 2,2 Millionen Waisenkinder, entsprechend 12 % aller Kinder. Ihre Zahl könnte bis 2010 auf 3,1 Millionen ansteigen, das entspräche 18 % aller Kinder.

2003 gab es weltweit 15 Millionen Waisenkinder durch Aids.

---

29 Daten beruhen auf UNAIDS: 2004 Report on the Global AIDS Epidemic und UNICEF: State of the World's Children 2005.

30 Siehe Kap. Antiretrovirale Behandlung.

31 Waisenkinder sind definiert als Kinder, die ein Elternteil oder beide Eltern verloren haben.

- Obwohl Waisenkinder häufig besonders benachteiligt sind, haben in den Entwicklungsländern viele Kinder nicht das Nötigste zum Leben. Sie leiden an chronischer Mangelernährung, die zu reduziertem Wachstum führt und das Erreichen des vollen Potenzials im Erwachsenenalter verhindert. Man spricht daher allgemein von **verletzlichen Kindern (orphans and vulnerable children, OVC)**. Sie sind in vielfacher Hinsicht benachteiligt durch Mangel an elterlicher Fürsorge, unzureichende Schulausbildung usw.
- Für Millionen von Kindern weltweit **zerstört HIV/Aids das Leben** und die Zukunftsaussichten, wenn die Familie von HIV/Aids betroffen ist.

Viele Kinder leben in Haushalten mit Aids-kranken Erwachsenen, und häufig pflegen sie ihre kranken Eltern bis zu deren Tod. Kinder werden traumatisiert, wenn sie ein Elternteil oder beide Eltern an Aids sterben sehen.

- Viele Kinder leben in Haushalten mit Aids-kranken Erwachsenen, und häufig pflegen sie ihre kranken Eltern bis zu deren Tod. Kinder werden **traumatisiert**, wenn sie ein Elternteil oder beide Eltern an Aids sterben sehen. Wenn sie dann in eine neue Familie aufgenommen werden, erfahren sie manchmal dasselbe Schicksal noch einmal.
- In von HIV/Aids betroffenen Haushalten ist die Ernährung häufig nicht ausreichend, das führt bei Kindern zu **Mangelernährung** und zurückbleibendem Wachstum.
- Der Verlust eines Elternteils oder beider Eltern bedeutet jedoch noch mehr als den Verlust dieses Menschen. Er betrifft alle Aspekte des Lebens des Kindes: emotionale Gesundheit, physische Sicherheit, **geistige und soziale Entwicklung und Gesundheit**.
- Der Tod der Eltern bedeutet für die Kinder zudem oft **Stigmatisierung, Isolierung** und den Verlust ihrer Menschenrechte. Waisenkinder sind häufiger betroffen von sexueller Ausbeutung, Kinderarbeit, Missbrauch und Gewalt.
- In Sambia hatten von allen Kindern, die in der Prostitution arbeiten, 47 % beide Eltern und weitere 24 % ein Elternteil verloren.
- Vor allem Mädchen sind von sexueller Ausbeutung betroffen. In einigen Ländern sind Mädchen **durch „Mythen" gefährdet**, etwa durch die Überzeugung, dass HIV durch Sexualverkehr mit einer „Jungfrau" geheilt werden kann.
- Da Waisenkinder oft den Schutz einer familiären Umgebung verloren haben, sind sie verletzlicher für eine HIV-Infektion. Besonders gefährdet sind **Straßenkinder**.
- Viele Waisenkinder müssen die Schule verlassen, vor allem Mädchen sind hiervon betroffen. Damit werden ihre eigenen **Zukunftschancen** massiv beeinträchtigt.
- Durch die stark zunehmende Zahl der Waisenkinder und der Sterbefälle durch Aids werden vielerorts die **Großfamilien** (extended families), die in den traditionellen Gesellschaften die

Waisenkinder versorgten, diesen Anforderungen nicht mehr gerecht.

- Nach dem Tod der Eltern sind bei unzureichender Verfügbarkeit von anderen erwachsenen Bezugspersonen Kinder – oft schon im Alter von 8–10 Jahren – gezwungen, für ihre jüngeren Geschwister und sich selbst zu sorgen **(child-headed households)**.
- Viele Waisenkinder werden von ihren **Großeltern** versorgt, die jedoch ihrerseits eigentlich auf die Versorgung durch die erwachsenen Kinder angewiesen wären, da in den armen Ländern zumeist keine Altersversorgung durch Pensionen und Renten existiert. Meist sind es die Frauen, die für die Enkelkinder sorgen. Sie sind zudem durch ein langes Arbeitsleben erschöpft und schließlich durch den Tod ihrer eigenen Kinder an Aids traumatisiert.
- Von Kindern und Großeltern geführten Haushalten mangelt es an der notwendigen Arbeitskraft und den Ressourcen, um eine adäquate Nahrungsmittelversorgung, Erziehung und Ausbildung der Kinder zu gewährleisten.

Wenn nicht mehr genügend andere erwachsene Familienmitglieder zur Verfügung stehen, müssen Waisenkinder selbst Haushalte führen und für jüngere Geschwister sorgen oder sie werden von den Großeltern versorgt.

5.3 Betreuung von Waisen und anderen verletzlichen Kindern

- Waisenkinder sollten soweit wie möglich in der eigenen (erweiterten) Familie untergebracht werden. Wenn dies nicht gelingt, weil die **erweiterte Familie** nicht zu identifizieren ist oder durch den Tod von erwachsenen Familienmitgliedern die Kapazitäten der Familien zur Aufnahme von Waisen erschöpft sind, sollte versucht werden, eine **Pflegefamilie** zu finden. Es gibt viele Beispiele von Familien, die Kinder aus anderen Familien aufgenommen haben. Wenn das nicht der Fall wäre, wäre das Problem Waisenkinder in den am meisten von HIV/Aids betroffenen Ländern noch weitaus größer.
- Viele Familien gehen bis an die Grenzen der Belastbarkeit und darüber hinaus, um Waisenkinder zu versorgen. Sie brauchen daher **Unterstützung**, um die Betreuung und Verantwortung für die Kinder übernehmen zu können.
- Viele Aids-Programme haben Komponenten zur Unterstützung von Waisenkindern. Z. B. unterstützen Programme der häuslichen Krankenpflege Waisen und andere bedürftige Kinder mit **Nahrung, Schulgeld und Schuluniformen**. Programme, die Waisenkinder in Familien unterstützen, sollten nicht nur selektiv diese Kinder unterstützen, da auch die Nicht-Waisenkinder bedürftig sind. Materielle und soziale Unterstützung sollte an die gesamte Familie gehen, wobei jedoch gewährleistet sein muss, dass auch die Waisenkinder davon angemessen profitieren.

Waisenkinder sollten so weit wie möglich in einer Familie untergebracht werden. Familien und Gemeinden brauchen Unterstützung, um diesen Aufgaben gerecht zu werden. Waisenhäuser sollten lediglich ein letztes Mittel sein, wenn alle anderen Optionen ausgeschöpft sind.

- Waisenkinder, deren Eltern an Aids gestorben sind, dürfen nicht diskriminiert werden, indem sie als **„Aids-Waisen"** identifiziert und stigmatisiert werden.
- Auch andere Kinder – also **Nicht-Waisenkinder** oder Kinder, die nicht durch Aids Waisen wurden – sollten in Betreuungsprogramme aufgenommen werden, wenn sie bedürftig sind:
  - Das Aids-bezogene Stigma wird eher reduziert, wenn Kinder gemeinsam betreut werden, die aus unterschiedlichen Gründen bedürftig geworden sind.
  - Nicht alle Kinder, die durch Aids zu Waisen wurden, sind besonders bedürftig; und umgekehrt sind nicht alle anderen Kinder und Waisen nicht-bedürftig.
  - Bei vielen Waisenkindern ist der Grund des Todes der Eltern nicht bekannt. Ein positiver HIV-Test der Eltern sollte nicht zur Voraussetzung für die Aufnahme des Kindes in ein Unterstützungsprogramm gemacht werden, da sonst das Risiko der Stigmatisierung besteht.
  - Kinder, deren Eltern an Aids gestorben sind, dürfen nicht „positiv diskriminiert" werden, so dass andere bedürftige Kinder keinen Zugang zu dem Service erhalten.
- Hier ist auch **Advocacy** wichtig und für die Wahrung der Rechte der Kinder einzutreten. Regierungen sollten dazu bewogen werden, Schulgeld und den Zwang zu Schuluniformen aufzuheben, um benachteiligten Kindern den Schulbesuch zu ermöglichen.

Waisenhäuser haben erhebliche Nachteile: Sie sind relativ kostenintensiv, die langfristige Nachhaltigkeit ist meist nicht gegeben, und die Kinder sind von ihrer Familienumgebung getrennt.

- **Waisenhäuser** haben erhebliche Nachteile: Sie sind relativ kostenintensiv, die langfristige Nachhaltigkeit ist meist nicht gegeben, und die Kinder sind von ihrer Familienumgebung getrennt. Waisenhäuser können lediglich ein letztes Mittel sein, den betroffenen Kindern zu helfen, wenn alle anderen Optionen ausgeschöpft sind. Dies kann z. B. der Fall sein, wenn eine vorübergehende Aufnahme, etwa in Flüchtlingssituationen, nötig ist.
- In Ländern mit hoher HIV-Prävalenz sind die **Zukunftsaussichten** von *allen* Kindern erheblich eingeschränkt. Die HIV/Aids-Epidemie ist eines der größten Hindernisse zur Verwirklichung von Kinderrechten.

5.4 Jugendliche und junge Erwachsene

2003 lebten weltweit 10 Millionen junge Menschen zwischen 15 und 24 Jahren mit HIV.

- Die HIV/Aids-Epidemie betrifft junge Menschen von 15 bis 24 Jahren überproportional. Die Hälfte der HIV-Neuinfektionen weltweit tritt in dieser Altersgruppe auf. Jeden Tag infizieren sich **6.000 junge Menschen** mit HIV.
- Im Jahr 2003 war ein **Drittel aller Menschen mit HIV jünger als 24 Jahre**, das sind 10 Millionen. Allein auf Afrika entfielen davon 6,2 Millionen Menschen, davon waren 75 % Frauen.

- Wo die HIV-Ausbreitung aufgehalten wird, ist dies vor allem durch eine **Verhaltensänderung bei Jugendlichen** und jungen Erwachsenen erreicht worden.
- Oft wird argumentiert, es sei schwierig oder nicht angeraten, mit Kindern vor der Pubertät über Sexualität zu sprechen. Es hat sich jedoch gezeigt, dass **Sexualaufklärung** bei Kindern wichtig ist:
  - Kinder werden weltweit zunehmend über Videos, Reklame, Fernsehen usw. mit Sexualität (zumeist als „Ware“) konfrontiert.
  - Wenn junge Menschen nur von ihren Altersgenossen über Sexualität lernen, wird verantwortungsvolles Sexualverhalten oft nicht gefördert. Z. B. machen Gruppennormen für junge Männer Sex ohne Kondome und viele Sexualpartnerinnen wünschenswert. Daher müssen entsprechende Botschaften durch Erwachsene frühzeitig an Kinder und Jugendliche gegeben werden.
  - In vielen Ländern haben Mädchen schon vor der Erreichung der Volljährigkeit ein Kind. Mit jungen Menschen daher nicht über Sexualität zu sprechen, erscheint unangemessen.
- Es ist wiederholt demonstriert worden, dass Sexualaufklärung nicht zu einem früheren, sondern ganz im Gegenteil zu einem späterem Beginn der sexuellen Aktivität und zu verantwortungsvollerem Sexualverhalten führt. Im Alter zwischen 10 und 14 Jahren werden **anhaltende Verhaltenmuster** gelernt, einschließlich der Verzögerung des Beginns der sexuellen Aktivität. Diese Verhaltensmuster bei Kindern zu etablieren ist leichter, als risikoreiches Verhalten später zu ändern.

Sexualerziehung führt nicht zu früherem, sondern im Gegenteil zu einem späteren Beginn der sexuellen Aktivität.

- Es bestehen gravierende **Defizite in der Information** über HIV/Aids bei Jugendlichen. Obwohl die meisten schon von HIV/Aids gehört haben, ist das Detailwissen über Ausbreitung und den Schutz davor sehr mangelhaft. Z. B. dachten zwei Drittel der Jugendlichen in einer Studie in Botswana, dass sie allein aufgrund des Aussehens einer Person wissen könnten, ob er oder sie HIV-infiziert ist.
- Selbst die jungen Menschen, die Wissen über HIV und Aids haben, setzen dieses Wissen nicht um, schützen sich also selbst nicht vor der Infektion. Sie besitzen nicht die **notwendigen Fähigkeiten („skills“)**, die Unterstützung und die Ressourcen, sich entsprechend zu verhalten. Vor allem Mädchen fehlt es an den entsprechenden Möglichkeiten, sich durchzusetzen.
- Viele junge Menschen berichten, dass sie durch Druck von Gleichaltrigen (peer pressure) zu Sexualverkehr gedrängt werden. Hier müssen Strategien ansetzen, die das **Selbstbewusstsein** der Jugendlichen, vor allem der Mädchen, stärken und ihnen die nötigen Strategien der Selbstbehauptung vermitteln.

Es gibt erhebliche Informationsdefizite bei Jugendlichen über HIV/Aids. Außerdem mangelt es den meisten Jugendlichen an den notwendigen Ressourcen und Fähigkeiten, um sich vor einer Infektion wirksam zu schützen.

- Sexuelle Aktivität beginnt für die meisten Menschen in der **Adoleszenz**. Studien in Brasilien, Ungarn und Kenia haben gezeigt, dass mehr als ein Viertel der befragten Jungen angab, vor ihrem 15. Lebensjahr Sex gehabt zu haben. In vielen Gesellschaften ist es erwünscht, dass Mädchen früh heiraten bzw. sie werden verheiratet, oft an viel ältere Männer. Demgegenüber lässt das zu beobachtende spätere Heiratsalter der Jungen eine lange Phase der Abstinenz vor der Ehe entstehen, die so nicht realistisch ist.

Eine Verzögerung der ersten sexuellen Aktivität kann Jugendliche signifikant vor HIV-Infektion schützen.

- Jugendliche, die früh mit sexueller Aktivität beginnen, haben häufiger Sex mit Partnern mit hohem Risiko, haben öfter mehrere Partner und benutzen weniger häufig Kondome. Eine **Verzögerung** des Alters der ersten sexuellen Aktivität kann das Risiko der Jugendlichen vor einer HIV-Infektion signifikant senken.
- Aids-Aufklärung sollte in die Gesundheits- und Sexualerziehung integriert, aber auch als eigenständiges Thema behandelt werden. Kinder und junge Menschen müssen mit dem Bewusstsein aufwachsen, dass **HIV/Aids eine Realität in ihrem Leben** ist. Programme sollten den Kindern und Jugendlichen helfen, den Beginn der sexuellen Aktivität zu verzögern. Sie sollten die Jugendlichen wirksam vor einer HIV-Infektion, anderen sexuell übertragbaren Erkrankungen und ungewollten Schwangerschaften schützen.

Das Ziel von Sexual- und Aids-Erziehung ist, Jugendliche zu einem verantwortungsvollen Sexualverhalten zu erziehen.

- **Sexualität** darf nicht nur medizinisch-biologisch, sondern muss in ihrer Bedeutung für das Leben der jungen Menschen behandelt werden. Das Ziel einer solchen Erziehung ist, die Jugendlichen zu einem verantwortungsvollen Umgang mit ihrer Sexualität hinzuführen.
- In vielen Gesellschaften ist es für Eltern traditionell nicht üblich gewesen, mit ihren Kindern offen über Sexualität zu sprechen. Die Erziehung über Sexualität, Ehe, Partnerschaft usw. wurde von anderen Erwachsenen in **Initiationsriten** beim Beginn der Pubertät übernommen. In diesen Riten wurden die Verantwortlichkeiten, die ein erwachsenes Mitglied der Gemeinschaft hat, gelehrt: Haushaltsführung, Respekt den Älteren gegenüber, die Beziehungen der Partner in der Ehe usw. Diese Bräuche wurden jedoch in vielen Gesellschaften nach und nach aufgegeben. Es wird mancherorts, auch von den Kirchen, angestrebt, diese Traditionen wieder zu entdecken und hierbei HIV/Aids in das „Curriculum" der Initiationen mit ein zu beziehen. Dies kann ein Erfolg versprechender Ansatz sein, um Jugendliche, vor allem Mädchen und Jugendliche, die keine Schule besuchen, in der Aids-Prävention zu erreichen.

Für die meisten jungen Menschen ist Abstinenz bzw. späterer Beginn der sexuellen Aktivität die zu bevorzugende Option. HIV-Interventionen sollten jedoch nicht auf einer Strategie bestehen: Sie müssen die Realität der jungen Menschen, zu der vielfach sexuelle Aktivität gehört, beachten.

- **HIV-Präventionsbotschaften** sind oft widersprüchlich. Manche Programme vermitteln, dass HIV-Infektionen nur durch Kondome verhindert werden können, für andere sind Kondome auf keinen Fall erlaubt. Es ist jedoch problematisch, wenn HIV-Interventionen auf einer einzigen Strategie beruhen und die Realität der jungen Menschen, zu der oft die sexuelle Aktivität gehört, nicht beachten. Wenn HIV-Prävention als oberstes Ziel hat, dass Jugendliche keine Kondome benutzen, kann das dazu führen, dass die Jugendlichen dann zwar Sexualverkehr haben, aber ohne Kondome.

- HIV-Prävention behandelt Sexualität oft nur unter den Aspekten von Gruppendruck, Austausch von Sexualverkehr für Geld und sexueller Gewalt. Sexualität hat jedoch, nicht nur im Leben von Jugendlichen, einen **positiven Stellenwert**: Die Jugend ist die Zeit, in der man sich verliebt und einen Lebenspartner sucht. Dass sexuelle Aktivität den Tod herbeiführen kann, ist für junge Menschen besonders schwer zu verstehen und in ihr Leben zu integrieren. HIV-Programme für Jugendliche sollten, wenn sie glaubwürdig und effektiv sein wollen, diese Zusammenhänge berücksichtigen.
- Viele Programme für Jugendliche sind nicht sehr wirkungsvoll, weil sie ausschließlich von Erwachsenen konzipiert und umgesetzt werden. Junge Menschen sollten in alle Aspekte von Aids-Interventionen, die sie betreffen, **verantwortlich eingebunden** werden. Nur so kann gewährleistet werden, dass sie die Verantwortung für die Programme übernehmen, dass Form und Inhalt der Vermittlung adäquat für Jugendliche sind, und dass die Programme effektiv und nachhaltig gestaltet werden.

Jugendliche müssen in alle Interventionen, die sie betreffen, verantwortlich eingebunden werden.

- Erwachsene, vor allem Eltern, Lehrer/innen, Pfarrer/innen und andere Erzieher/innen, tragen in der HIV-Prävention eine enorme Verantwortung. Tabus und unangenehme Realitäten, wie sexuelle Gewalt, sollten angesprochen werden. Kirchen und Gemeinden sollten Sexual- und Aids-Erziehung in Jugend-, Kinder-, Konfirmationsgruppen usw. integrieren. In vielen Ländern gibt es **„Anti-Aids-Clubs“** o.ä. in den Schulen. Dort wird über Sexualität und Aids diskutiert und Rollenspiele und Veranstaltungen werden zum Thema durchgeführt.
- Auch **Gesundheitseinrichtungen** können, wenn sie ein jugendfreundliches Klima haben, einen entscheidenden Beitrag zur Aufklärung über sexuelle Gesundheit, einschließlich HIV, leisten. „Jugendfreundlich“ zu sein bedeutet z.B. junge Menschen nicht abzuweisen und zu stigmatisieren, sondern Vertraulichkeit zu gewährleisten und, wenn angezeigt, den Zugang zu Kondomen herzustellen.

Catholic AIDS Action, Namibia

Im Zusammenarbeit mit UNICEF führt die „Katholische AIDS Aktion“ (Catholic AIDS Action) in Namibia Kurse von Jugendlichen für Jugendliche durch unter dem Titel „Meine Zukunft ist meine Wahl“ (My future is my choice). Besonderer Nachdruck wird auf junge Mädchen gelegt, um ihnen zu helfen, dem Druck von „Sugar daddies" (älteren Männern, die sie zum Sex verführen) und ähnlichen Situationen zu widerstehen. Sie müssen lernen, selbstbewusst mitzuteilen, was sie wollen und vor allem auch, was sie nicht wollen. Aufklärung und Information für sich allein genommen bleiben wirkungslos, wenn sie nicht mit dem Einüben konkreter Verhaltensmuster verbunden sind. Eine Studie bei Jugendlichen, die das Trainingsprogramm durchlaufen hatten, zeigte, dass die noch nicht sexuell aktiven Jugendlichen den Beginn ihrer sexuellen Aktivität verschoben hatten und die bereits sexuell Aktiven mehr Safer Sex praktizierten. Die Catholic AIDS Action-Version des Programms wurde modifiziert, um christliche Werte mit einzubeziehen. Es schließt jedoch andere Lehrinhalte nicht aus, wie z. B. Information über Kondome[32].

32 Catholic AIDS Action Namibia 2005.

6 HIV/Aids und Entwicklung

6.1 HIV/Aids, Armut und Entwicklung

- HIV/Aids ist weit mehr als eine Krankheit, es ist ein komplexes **Entwicklungsproblem**. Es berührt soziale, kulturelle, legale, ökonomische, ethische, physische und psychische Dimensionen menschlicher Existenz.
- Weltweit ist HIV/Aids **mit der Armut verbunden**: Es betrifft überproportional die Menschen in den armen Ländern und die ärmeren Bevölkerungsgruppen in den reichen, industrialisierten Ländern. Mehr als 90 % der HIV-infizierten Menschen leben in den Entwicklungsländern. HIV/Aids macht Fortschritte in der Entwicklung in den armen Ländern zunichte und lässt Länder noch mehr verarmen. Es erschwert und verhindert nachhaltige Entwicklung.

HIV/Aids ist weit mehr als eine Krankheit, es ist ein komplexes Entwicklungsproblem. HIV/Aids macht Fortschritte in der Entwicklung in den armen Ländern zunichte und erschwert und verhindert nachhaltige Entwicklung.

- Armut ist **mehr als der Mangel an Einkommen**. Sie umfasst viele Aspekte, wie Diskriminierung, mangelnde Partizipation, fehlender Zugang zu Ressourcen, Missachtung von Menschenrechten und Menschenwürde. Die Ausbreitung von HIV/Aids wird gefördert durch Armut, Stigmatisierung und Diskriminierung Infizierter und Erkrankter, unzureichende Gesundheitsversorgung, fehlenden Zugang zu Informationen, Benachteiligung von Frauen, sozialen Katastrophen und Krieg, Menschenrechtsverletzungen und fehlenden Zukunftsperspektiven.
- Aids **tötet vor allem junge Erwachsene**, die Gruppe der Menschen, die für die ökonomische und soziale Aufrechterhaltung der Gesellschaft zuständig sind und die die heranwachsenden Generationen erzieht. Dadurch sind die Auswirkungen von HIV/Aids außergewöhnlich weitreichend und verheerend.

Aids tötet vor allem junge Erwachsene, die Gruppe der Menschen die für die ökonomische und soziale Aufrechterhaltung der Gesellschaft zuständig sind und die die heranwachsenden Generationen erzieht. Dadurch sind die Auswirkungen von HIV/Aids außergewöhnlich weitreichend und verheerend.

- Die Auswirkungen von Aids sind vor allem katastrophal für das wirtschaftliche und soziale Gefüge von **Ländern mit niedrigem und mittlerem Einkommen**. Diese Länder leiden schon unter hoher Schuldenlast, niedriger Produktivität und mangelhafter Infrastruktur und werden durch HIV/Aids weiter verarmt.
- Diese negativen sozialen und wirtschaftlichen Folgen fördern dann ihrerseits die weitere Verbreitung von HIV/Aids durch **Zunahme der Armut** und der Verletzlichkeit ganzer Bevölkerungsgruppen. Damit gefährden sie schließlich auch HIV-Prävention.
- In den Hoch-Prävalenzländern sind ***alle*** Menschen von der Epidemie betroffen: Sie sind selbst HIV-infiziert und/oder sind als Familienangehörige, Hinterbliebene, Waisen und Gemeindemitglieder betroffen (People infected with and affected by HIV).

- Aber auch in **Ländern mit geringerer HIV-Rate** sind die Auswirkungen auf einige Aspekte der Entwicklung gravierend. So wird geschätzt, dass Aids die Rate der Armutsreduktion in Kambodscha bis 2015 um 60 % jedes Jahr reduzieren wird.
- Auch in Osteuropa und Russland bedroht die Epidemie die **Aussichten auf ökonomisches Wachstum** und menschliche Entwicklung. Sie beansprucht schon überlastete soziale Sicherungssysteme zusätzlich. Krankheiten und Todesfälle durch Aids in Altersgruppen mit hoher produktiver Kapazität und die erhöhten Ausgaben im Gesundheitswesen könnten das jährliche Bruttosozialprodukt um ein Prozentpunkt erniedrigen, das ist gleichbedeutend mit einer dramatischen Auswirkung.

Menschen, die in Armut leben, verarmen durch HIV/Aids noch weiter. Sie haben ein höheres Risiko, sich mit HIV zu infizieren, das bis in die nächste Generation (durch mangelnde Schulbildung) weiterwirkt.

- Menschen, die in Armut leben, **verarmen durch HIV noch weiter**, da Verdienende sterben, Ersparnisse verloren gehen und Ausgaben für Beerdigungen und medizinische Behandlung zunehmen. Es kommt zu einem Teufelskreis: Die Armen haben weniger Zugang zu Behandlung und Pflege bei chronischer Erkrankung, sie verlieren ihr geringes Einkommen und haben damit noch weniger Zugang zu Ressourcen. Ohne Zugang zu Aids-Therapie (antiretroviraler Behandlung) wird dieser Kreis nicht durchbrochen.
- Die **sozialen Sicherungssysteme**, die in den westlichen Industrieländern meist zur Verfügung stehen, sind in den Entwicklungsländern nicht oder nur in Ansätzen vorhanden, so dass die sozialen Auswirkungen von HIV und Aids auf die Einzelnen und die Familien nicht gemildert werden.
- Viele arme Länder sind von einer kleinen Zahl von hochqualifizierten **Fachleuten** in wichtigen Bereichen abhängig. In den am meisten betroffenen Ländern stirbt eine große Zahl dieser gut ausgebildeten Menschen. Wichtige Dienstleistungen, wie Gesundheitswesen und Schulen, werden durch HIV beeinträchtigt. Durch die HIV-Epidemie entsteht jedoch eine größere Beanspruchung dieser Dienstleistungen. Gleichzeitig werden die traditionellen Sicherungssysteme, wie die Großfamilien, in ihren Funktionen eingeschränkt.
- Aids hat gravierende Auswirkungen durch den Zusammenbruch des sozialen Netzwerkes. Dazu kommen die Bedrohung der sozialen und politischen Stabilität und die Verringerung der **ökonomischen Leistungsfähigkeit** eines Landes. Die Epidemie verlangsamt das wirtschaftliche Wachstum erheblich: In den 90er Jahren reduzierte Aids das Pro-Kopf-Wachstum in Afrika um 0,8 %. Es wird geschätzt, dass in den am meisten betroffenen Ländern dieses Wachstum bis 2020 um 20–40 % geringer sein wird, als es ohne Aids der Fall wäre [33].

---

33 UNFPA 2002.

- Die **Langzeitfolgen** von HIV/Aids sind in jedem Fall vorhanden. Auch wenn heute die HIV-Übertragung beendet würde, wären – bedingt durch die hohe Zahl der bereits Gestorbenen und der schon Infizierten – die sozialen Folgen noch über Jahrzehnte spürbar.
- Auch die **Kirchen** sind von HIV/Aids in ihrer Funktion betroffen: Geistliche sterben an HIV/Aids; die Gemeinden verlieren Mitglieder und verarmen; sie können die Sorge um die zurückbleibenden Waisen und um chronisch Kranke nicht bewältigen; Pfarrer/innen können den Arbeitsaufwand und die Belastungen durch Seelsorge und Beerdigungen nicht mehr leisten.
- HIV/Aids-Programme sollten sich dieser Zusammenhänge bewusst sein und nicht nur auf eine „individuelle Verhaltensänderung" zur Eindämmung der Epidemie hinwirken. Dieser individuelle Ansatz ist begrenzt, da er die **sozialen Rahmenbedingungen**, die die Verletzlichkeit hervorrufen, nicht genügend berücksichtigt.

Auch die Kirchen sind von HIV/Aids in ihrer Funktion betroffen: Geistliche sterben an HIV/Aids; die Gemeinden verlieren Mitglieder und verarmen; Pfarrer/innen können den Arbeitsaufwand durch Seelsorge und Beerdigungen nicht mehr leisten.

HIV/Aids-Programme sollten nicht nur auf eine „individuelle Verhaltensänderung" zur Eindämmung der Epidemie hinwirken. Dieser individuelle Ansatz ist begrenzt, da er die sozialen Rahmenbedingungen, nicht genügend berücksichtigt.

6.2 Millenniums-Entwicklungs-Ziele

- Im Jahr 2000 wurde auf dem Millenniums-Gipfel der Vereinten Nationen die „Millenniums-Erklärung" beschlossen. Sie umfasst einen Zielkatalog mit **acht konkreten Millenniums-Entwicklungs-Zielen** (Millennium Development Goals, MDG), die bis zum Jahr 2015 erreicht werden sollen. Eines der Ziele ist die Halbierung von extremer Armut und Hunger, ein anderes die Eindämmung der HIV/Aids-Epidemie[34].
- Fünf Jahre nach der Millenniums-Erklärung wird der Fortschritt in der Erreichung der Ziele auf einem UN-Gipfel im September 2005 überprüft. Dazu hat das vom UN-Generalsekretär eingesetzte **Millenniums-Projekt** Anfang 2005 seine Untersuchungen vorgelegt[35].
- Der Bericht stellt fest, dass viele Länder in einer **„Armutsfalle"** gefangen sind. Extreme Armut resultiert in niedrigen Sparraten, niedrigem Steueraufkommen, niedrigen ausländischen Investitionen, hoher Frequenz von gewalttätigen Konflikten, Emigration von gut ausgebildetem Personal, schnellem Bevölkerungswachstum und Umweltzerstörung. In einem Teufelskreis führen dann diese Faktoren zu einem geringen oder sogar negativen wirtschaftlichen Wachstum und damit zu weiter sich vertiefender Armut.
- Der Schlüssel für die Aufhebung dieser Armutsfalle besteht darin, dass die **reichen Länder die Entwicklungsländer** beim

34 United Nations 2000.
35 Sachs J et al 2005.

Aufbau von Infrastruktur und Gesundheits- und Schulsystemen unterstützen sollten. Nachdem extreme Armut überwunden ist, können die armen Länder nachhaltiges Wachstum mit eigenen Mitteln selbst erreichen.

- Der Report stellt fest, dass die Millenniums-Ziele prinzipiell realisierbar sind. Die bisherigen Fortschritte in Bezug auf die Umsetzung sind aber **völlig unzureichend**. Bisher erzielte Erfolge bei der Armutsbekämpfung gehen vor allem auf die Entwicklung in einigen Schwellenländern wie Indien und China zurück.
- Speziell in den ärmsten Ländern (least developed countries) ist die **Erreichung der Ziele jedoch unwahrscheinlich**. Vor allem Afrika ist weit hinter den Zielen zurück. Teilweise hat sich hier die Situation gegenüber 2000 noch verschlechtert, was vor allem auf die HIV/Aids-Epidemie zurückzuführen ist.

Die HIV/Aids-Epidemie gefährdet das Erreichen der Millennium-Entwicklungsziele. Die bereits bestehenden Ansätze zur Bekämpfung von HIV/Aids werden vor allem durch den Mangel an Gesundheitseinrichtungen und personellen Ressourcen behindert.

- Die **HIV/Aids-Epidemie gefährdet das Erreichen der Millennium-Entwicklungsziele**. Die bereits bestehenden Ansätze zur Bekämpfung von HIV/Aids, Tuberkulose und Malaria werden vor allem durch den Mangel an Gesundheitseinrichtungen und personellen Ressourcen behindert[36].
- Die Millenniums-Erklärung geht von einer **gemeinsamen Verantwortung von allen Ländern** für die Erreichung der Ziele aus. Die Entwicklungsländer sind aufgefordert, Armut zu bekämpfen, Gleichberechtigung zu verwirklichen usw. Die reichen Länder werden explizit dazu aufgefordert, die armen Länder durch eine Erhöhung der Entwicklungsfinanzierung, eine großzügigere Entschuldung und gerechtere Regeln im Welthandelssystem in der Erreichung der Ziele zu unterstützen.

Die Industrieländer haben bisher jedoch weder die strukturellen noch finanziellen Rahmenbedingungen geschaffen, zu der sie sich in der Millenniums-Erklärung verpflichtet haben. Damit können auch die armen Länder die Millenniums-Ziele nicht erreichen.

- Die Industrieländer haben bisher jedoch **weder die strukturellen noch finanziellen Rahmenbedingungen geschaffen**, zu der sie sich in der Millenniums-Erklärung verpflichtet haben. Damit können auch die armen Länder die Millenniums-Entwicklungs-Ziele nicht erreichen.
- Für die Industrieländer wäre es notwendig, das Ziel zu erreichen, **0,7 % ihres Bruttonationaleinkommens** für Entwicklungshilfe auszugeben.[37] Das entspräche 200 Milliarden US$ pro Jahr und wäre mehr als genügend, um die Millenniums-Ziele zu erreichen. Die weltweiten Entwicklungsausgaben sind jedoch nur minimal gestiegen und betragen ca. 70 Milliarden US$ pro Jahr. Im Gegensatz dazu sind die **Rüstungsausgaben** weiter gestiegen, auf 1 Billion US$ im Jahr 2004.
- Die Forderungen der Zivilgesellschaft gehen über die Millenniums-Ziele hinaus. Sie zielen ab auf **globale Gerechtigkeit**: das Ziel ist nicht die Halbierung von Armut, sondern dass Armut

---

36 Ruxin J et al 2005.

37 Zu diesem Ziel haben sie sich schon häufiger „selbst verpflichtet".

zu einem „historischen Phänomen" wird.[38] Jedoch würde die Umsetzung der Millenniums-Ziele schon einen beträchtlichen Fortschritt in der Lebenssituation eines großen Teils der Weltbevölkerung bringen.

Die Forderungen der Zivilgesellschaft gehen über die Millenniums-Ziele hinaus. Sie zielen ab auf globale Gerechtigkeit.

- Auch die Bundesregierung ist bisher ihren internationalen Verpflichtungen noch nicht angemessen nachgekommen. Sie hat 2001 das **„Aktionsprogramm 2015"** verabschiedet.[39] Sie hat jedoch noch nicht die notwendige Kohärenz in ihrer „Armutsorientierung", etwa in ihrer Politik als Mitglied der Welthandelsorganisation (WTO) oder der Ausgaben für Entwicklungshilfe, umgesetzt.
- Hier wird von der Zivilgesellschaft gefordert, dass die Bundesregierung in der Umsetzung des TRIPS-Abkommens der WTO die Politik verfolgt, dass die lokale Produktion und die Ausfuhr von Nachahmer-Medikamenten nicht durch weitere Restriktionen erschwert werden. Eine weitere **Forderung der Zivilgesellschaft** ist die Ausstattung des Globalen Fonds und anderer Finanzierungsinstrumente mit adäquaten Mitteln für die Aids-Bekämpfung.[40]
- Einige EU-Länder haben einen Zeitrahmen für das Ziel, 0,7 % des Bruttonationaleinkommens für Entwicklungshilfe bereitzustellen, vorgelegt. Schweden, Norwegen, Dänemark und Luxemburg geben schon mehr als 0,7 % aus. Deutschland wird dieses Ziel voraussichtlich in den nächsten Jahren nicht erreichen (Stand 2005). Die Regierung hat erklärt, bis 2006 **0,33 % erreichen zu wollen**, den in der EU festgelegten Mindestbeitrag.
- Es werden eine Reihe von zusätzlichen Quellen der Entwicklungsfinanzierung diskutiert. Von der britischen Regierung wurde eine International Finance Facility (Internationale Finanzierungs-Fazilität) vorgeschlagen. Hier sollen durch Anleihen am internationalen Markt die ab sofort zur Verfügung stehenden Gelder erhöht werden. Andere Vorschläge sind eine Kerosinsteuer und/oder Steuern auf Flugtickets. Ein schon länger, auch von der Zivilgesellschaft vorgebrachter Vorschlag, ist eine **Devisentransaktionssteuer („Tobin-Steuer")**.
- Die Erhöhung der Entwicklungshilfe allein ist noch keine nachhaltige Armutsbekämpfung. Zur Veränderung der weltweiten Teilung in Arm und Reich sind weitere Maßnahmen notwendig. Die Industrieländer sind aufgefordert, ihre **Märkte** für Produkte aus dem Süden zu öffnen und **Agrarsubventionen abzuschaffen**. Außerdem sollte sichergestellt werden, dass den Entwicklungsländern nicht durch die Rückzahlung ihrer Auslandsschul-

Die reichen Länder sind aufgefordert, ihre Märkte für Produkte aus dem Süden zu öffnen und Agrarsubventionen abzuschaffen. Außerdem sollten den Entwicklungsländern nicht durch die Rückzahlung ihrer Auslandsschulden die Mittel für die Armutsbekämpfung entzogen werden.

38 Vgl. Dazu die Kampagne „Make Poverty History".
39 Bundesregierung: Aktionsprogramm 2015.
40 Siehe Kap. Globale Verantwortung, Ressourcen und Advocacy.

den die Mittel für die Armutsbekämpfung entzogen werden. Daher sollten Weltbank und Internationaler Währungsfonds ihre Politik auf eine **nachhaltige Entschuldung** ausrichten.

6.3 Verschiedene Sektoren

25 % der landwirtschaftlichen Arbeitskräfte werden bis 2020 an Aids sterben.

- Mehr als zwei Drittel der Bevölkerung in den am meisten von HIV betroffenen Ländern in Afrika leben in ländlichen Gebieten. Seit 1987 sind 7 Millionen Menschen, die in der **Landwirtschaft** tätig sind, an Aids gestorben. Es wird geschätzt, dass ohne Aids-Therapie und andere Maßnahmen bis zu 25 % der landwirtschaftlichen Arbeitskräfte bis zum Jahr 2020 an Aids sterben werden, das sind 16 Millionen Menschen.
- Viele ländliche Gemeinden sind durch die HIV-Epidemie stark belastet, da häufig HIV-Infizierte aus der Stadt in ihre **Heimatdörfer** zurückkehren, wenn sie der Pflege bedürfen und auch, um dort zu sterben.
- Da der Zugang zu Informationen und Gesundheitseinrichtungen auf dem Land geringer ist als in der Stadt, wissen Menschen in den ländlichen Gebieten weniger darüber, wie sie sich vor HIV-Infektion schützen können und haben im Falle der Erkrankung weniger Zugang zu Pflege und Behandlung.

Die Ernährungssicherheit von Familien, Gemeinden und Staaten ist schon beeinträchtigt und wird in zunehmendem Maß bedroht.

- Die **Ernährungssicherheit** von Familien, Gemeinden und Staaten ist schon beeinträchtigt und wird in zunehmendem Maß bedroht. Das heißt, Menschen hungern und sind mangelernährt, und damit noch anfälliger für Krankheiten:
  - Landwirtschaftliche **Arbeitskräfte**, auch in der Subsistenzwirtschaft, gehen verloren;
  - Die **Pflege** von kranken Angehörigen und Waisenkindern nimmt Zeit in Anspruch, die dann nicht mehr für die Landwirtschaft zur Verfügung steht;
  - Familien **verkaufen ihren Besitz**, um die Kosten von chronischen Erkrankungen, Beerdigungen und den Ausfall von Arbeitskräften zu decken;
  - Es kommt zu einem **Verlust an Wissen** in der Landwirtschaft, da Menschen sterben, bevor sie ihr Wissen an die nächste Generation weitergeben können;
  - Es werden vermehrt **landwirtschaftliche Produkte** angebaut, die weniger arbeitsintensiv sind, aber auch weniger Ernährungswert haben und solche, die für den Verkauf (cash crops) statt für den eigenen Verbrauch bestimmt sind.
- **Frauen sind besonders betroffen**, da ihre Arbeitsbelastung überproportional zunimmt und sie nach dem Tod des Ehemannes oft kein Recht auf das Land haben.

- Durch die unzureichende **Nahrungszufuhr** werden die Gesundheit der Menschen, besonders der Kinder, und ihre Widerstandskraft gegen Erkrankungen weiter beeinträchtigt.
- Die wiederholten **Hungerkatastrophen** im südlichen Afrika stehen in engem Zusammenhang mit HIV/Aids. Diese Hungersnöte sind nicht nur bedingt durch schlechte Wetterbedingungen und mangelhafte politische Rahmenbedingungen für Ernährungssicherheit, sondern wesentlich auch durch den Verlust an Arbeitskräften durch HIV/Aids und der durch Aids zerstörten Schutzmechanismen der Gemeinden.

Die Hungerkatastrophen im südlichen Afrika sind wesentlich durch die HIV-Epidemie mitbedingt.

- Weltweit erhalten 100 Millionen Kinder – davon 60 Millionen Mädchen – **keine elementare Bildung**. Diese Kinder kommen vorwiegend aus von HIV/Aids betroffenen Gemeinden, Konflikt- und Kriegsgebieten, armen Familien und ländlichen Gebieten. Aids führt zu einer Verringerung der Zahl der Kinder, die die Schule besuchen, da Familien durch Tod zerstört sind, sie durch Verarmung das Schulgeld nicht bezahlen können, und da Kinder in der Haus- und Feldarbeit und der Pflege von Kranken tätig sind.

Aids führt zu einer Verringerung der Zahl der Kinder, die eine Schule besuchen, durch Zunahme der Armut und Verringerung der Zahl der Lehrer/innen. Hiervon sind vor allem Waisenkinder und Mädchen betroffen.

- **Mädchen** sind besonders von der durch Aids verstärkten mangelnden Schulbildung betroffen. Schulbesuch, vor allem Sekundarschule, wirkt sich positiv aus für Frauen und Mädchen durch Erhöhung des Heiratsalters und Senkung der Zahl der Kinder pro Frau. Außerdem wird das Risiko der HIV-Infektion vermindert, da Schulbildung zu mehr Information über HIV führt, Frauen sich in sexuellen Beziehungen leichter durchsetzen können, und sie besser mit Gewalt umgehen können, z. B. indem sie einen gewalttätigen Partner verlassen.[41]
- Aids wirkt sich auf das Bildungswesen auch durch den Rückgang der **Zahl der Lehrer/innen** und anderer im Erziehungswesen Beschäftigter aus. Eine Studie in Südafrika fand, dass im Jahr 2004 fast 10 % aller Lehrer/innen an Aids gestorben waren, und dass 12,7 % der Lehrer/innen HIV-positiv waren. Damit werden sich die Konsequenzen der Epidemie auch auf zukünftige Schülergenerationen nachteilig auswirken.[42]
- In vielen der am meisten betroffenen Länder sind die **Gesundheitssysteme** ungenügend mit Ressourcen ausgestattet und können die adäquate Versorgung der Bevölkerung nicht leisten. Durch HIV/Aids werden Gesundheitssysteme zusätzlich belastet: durch die zunehmende Zahl von Aids-Patient/innen, durch die Zunahme von Tuberkulose-Patient/innen im Rahmen der sich gegenseitig verstärkenden HIV- und Tuberkulose-Epidemien, durch Verdrängung von Patient/innen mit anderen Krankheiten

Aids belastet die Gesundheitsversorgung vieler Länder durch die zunehmende Zahl der HIV-Kranken und den Wegfall von Mitarbeitenden im Gesundheitsbereich. Kirchlichen Gesundheitseinrichtungen kommt hier eine große Verantwortung zu.

41 Grown A 2005.

42 Human Sciences Research Council 2004.

und durch chronische Erkrankung und vorzeitigen Tod der Mitarbeitenden im Gesundheitswesen.

- Die **kirchlichen Krankenhäuser** übernehmen in vielen Entwicklungsländern einen großen Teil der Gesundheitsversorgung, in weiten Teilen Afrikas bis zu 60 %. Ihr Beitrag und Potenzial zur HIV/Aids-Bekämpfung sollte daher, vor allem in Zeiten der sich verschlechternden staatlichen Gesundheitsversorgung, nicht unterschätzt werden. Hier sollten, auch bei den Partnern der Entwicklungszusammenarbeit im Norden, ggf. entsprechende Policy-Korrekturen vorgenommen werden, die der Verantwortung der kirchlichen Gesundheitseinrichtungen Rechnung tragen.

Die Ansätze zur Aids-Bekämpfung sind vor allem deshalb nicht wirksam, weil das Gesundheitswesen in vielen Ländern mangelhaft ist. Es bedarf Investitionen in Infrastruktur und qualifiziertem Personal.

- Der Report zur Überprüfung der Millennium-Entwicklungsziele unterstreicht, dass die bereits existierenden Ansätze zur Aids-Bekämpfung vor allem deshalb nicht wirksam sind, weil das Gesundheitswesen in vielen Ländern mangelhaft ist[43], vor allem ist die **Zahl von ausgebildeten Mitarbeitenden völlig unzureichend**. Zu einer adäquaten Bekämpfung von HIV/Aids (und anderer die Entwicklungsländer betreffenden Krankheiten) bedarf es Investitionen in Infrastruktur und qualifiziertem Personal (human resources).
- Der Report nennt einige Maßnahmen im Gesundheitswesen, die nachgewiesen wirksam sind und **schnelle Erfolge** (sog. Quick Wins) versprechen: Ausweitung der Behandlung von Aids, Tuberkulose und Malaria; Ausbildung von Dorfgesundheitshelfer/innen; Verteilung von Malarianetzen für die Reduzierung der Malaria bei Kindern; Abschaffung von Benutzergebühren (user fees) für Basisgesundheitsdienste; und Erhöhung des Zugangs zu sexueller und reproduktiver Gesundheit einschließlich Familienplanung.
- Die Auswirkungen von HIV/Aids betreffen Familien, Unternehmen und ganze **Volkswirtschaften**. Die Epidemie unterminiert soziale und ökonomische Gewinne, die in den letzten Jahrzehnten gemacht wurden und bedroht den weiteren Fortschritt.
- Negative Auswirkungen für die Wirtschaft entstehen durch **Tod von Mitarbeitenden**; Mehraufwendungen für Ausbildung; erhöhte Versicherungs- und Pensionszahlungen; Abwesenheit von Angestellten durch Krankheit, Pflege von Familienangehörigen und Beerdigungen; und Reduzierung des Angebotes an Arbeitskräften.
- Die gesamte **Wirtschaft** eines Landes ist betroffen durch Reduktion des Steueraufkommens; geringere Profitabilität und Arbeitsproduktivität; geringere Sparquote, niedrigere Investitionen, auch aus dem Ausland u. a.

43 Ruxin J et al 2005

- Die Tatsache, dass Armut Krankheit bedingt, ist schon seit Jahren anerkannt. Umgekehrt bedingt jedoch auch **Krankheit Armut und Unterentwicklung**: Die vorzeitige Sterblichkeit und die damit verbundene Reduzierung der durchschnittlichen Lebenserwartung der Menschen in den armen Ländern durch HIV/Aids und andere Erkrankungen ist ein wesentlicher Grund für das ökonomische Zurückbleiben dieser Länder.

Krankheit bedingt Armut und Unterentwicklung: Die vorzeitige Sterblichkeit durch HIV/Aids ist mit verantwortlich für das ökonomische Zurückbleiben vieler Länder.

6.4 Auswirkungen auf Bevölkerungsentwicklung und Sterblichkeit

- Nach 25 Jahren HIV/Aids-Ausbreitung sind **60 Länder** schwer von der Epidemie betroffen durch erhöhte Krankheiten und Todesraten.
- Im südlichen Afrika, der Region mit den höchsten HIV-Raten, ist die **Lebenserwartung** von 62 Jahren Anfang der 90er Jahre auf 40 Jahre im Jahr 2005 gefallen.

Im südlichen Afrika ist die Lebenserwartung von 62 Jahre auf 40 Jahre gefallen.

- In den meisten der anderen von HIV/Aids betroffenen Entwicklungsländern wird das **Bevölkerungswachstum** jedoch weiterhin positiv sein, da hier die weiterhin hohe Fruchtbarkeit die Erhöhung der Sterblichkeit durch Aids mehr als aufwiegt[44].
- In Ländern mit hoher Betroffenheit von HIV/Aids wird sich jedoch die **Bevölkerungsstruktur** ändern. Eine relativ kleine Zahl von ökonomisch aktiven Erwachsenen wird eine große Zahl von Abhängigen, d. h. Kinder, ältere Menschen und Kranke, versorgen müssen. Damit sind adäquate Versorgung und Erziehung nicht mehr gewährleistet. Die Graphik zeigt das am Beispiel Südafrika.

44 UN Press release 2005.

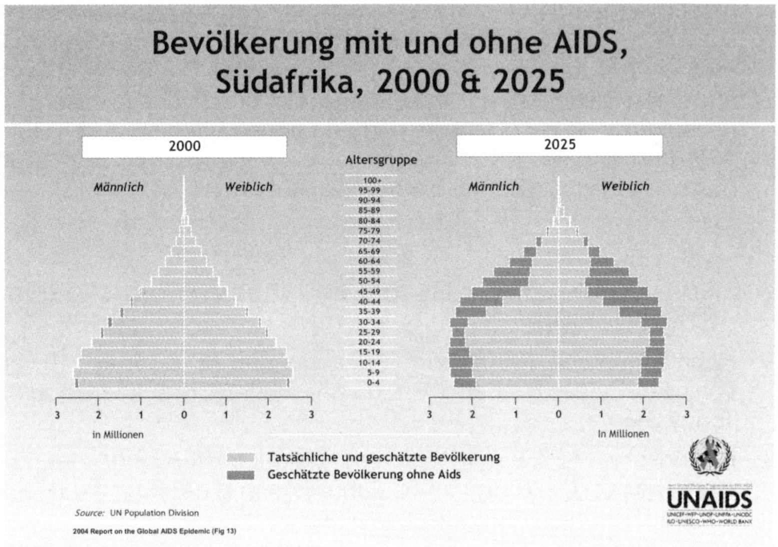

Graphik 10: Auswirkungen von Aids auf die Bevölkerungsstruktur in Südafrika (nach UNAIDS)

6.5 HIV/Aids als Entwicklungsproblem: Mainstreaming HIV/Aids

Durch Mainstreaming HIV/Aids wird das Thema in einer Organisation als Querschnittsthema verankert.

- HIV/Aids betrifft menschliche Entwicklung (human development) in allen ihren Aspekten. HIV/Aids-Bekämpfung sollte daher nicht nur von spezifischen „Aids-Organisationen“ und „Aids-Programmen“ durchgeführt werden. Das Konzept „Mainstreaming HIV/Aids“ trägt dem Rechnung: Es geht von der Annahme aus, dass HIV/Aids **alle Arbeitsbereiche** einer Organisation beeinflusst, und dass umgekehrt auch alle Organisationen einen Einfluss auf die Ausbreitung von HIV/Aids haben.
- Mainstreaming HIV/Aids kann definiert werden als „ein Prozess, durch den die Akteure in der Entwicklungsarbeit wirksam und nachhaltig die Ursachen und Konsequenzen von HIV/Aids verändern, die im Zusammenhang mit ihrem Arbeitsgebiet stehen. Dies geschieht durch Anpassung und Verbesserung sowohl ihrer Arbeit als auch ihres Arbeitsplatzes.“ Das Thema HIV/Aids wird damit als **Querschnittsthema** verankert.
- Die hierbei gestellten Fragen lauten: Welchen **Einfluss hat HIV/Aids** auf unsere Organisation und **wie beeinflusst unsere Organisation** (die durchgeführten Programme) die Ausbreitung von HIV/Aids?
- Mainstreaming HIV/Aids bedeutet nicht, dass alle Organisationen zu „Aids-Organisationen“ umfunktioniert werden sollten. Es

geht auch über das einfache Zufügen von HIV/Aids-Komponenten zu bestehenden Programmen hinaus. Aids-Bekämpfung sollte in die Entwicklungsarbeit **integriert** werden und umgekehrt, der Entwicklungsaspekt sollte Bestandteil von allen auf HIV/Aids gerichtete Interventionen sein.

- Mainstreaming HIV/Aids kann von allen staatlichen und nichtstaatlichen Institutionen und Organisationen durchgeführt werden: Ministerien, Kirchen, Graswurzelorganisationen, Nicht-Regierungsorganisationen usw.
- Mainstreaming HIV/Aids kann in **allen Stadien der Epidemie** durchgeführt werden, auch wenn die Prävalenz noch niedrig ist. Es sollte dem lokalen und epidemiologischen Kontext angepasst sein.
- Mainstreaming HIV/Aids sollte die **Gender-Gerechtigkeit** erhöhen, also gender-sensitiv sein. Das Hinterfragen von Gender-Rollen, die Berücksichtigung der Bedürfnisse von Frauen und Mädchen und die Sensibilisierung der Männer für ihre Verantwortung in der HIV-Ausbreitung sollten fester Bestandteil von Mainstreaming HIV/Aids sein.
- Unterschieden werden kann zwischen Mainstreaming HIV/Aids auf der Ebene der Organisation **(„internes Mainstreaming")** und auf der Ebene der durchgeführten Programme und Aktivitäten **(„externes Mainstreaming")**.

Mainstreaming HIV/Aids in der Organisation beinhaltet die Anpassung von Policies, einschließlich einer HIV/Aids Policy, Versorgung von HIV-positiven Mitarbeitenden, Präventionsprogramme, Nicht-Diskriminierung am Arbeitsplatz.

- Mainstreaming HIV/Aids in der **Organisation** beinhaltet die Anpassung von Policies, einschließlich einer HIV/Aids Policy, Versorgung von HIV-positiven Mitarbeitenden, Präventionsprogramme, Umsetzung der Prinzipien der Nicht-Diskriminierung am Arbeitsplatz. Dazu gehört auch eine entsprechende Berücksichtigung der Auswirkungen von Aids in der Personalplanung (human resource management). Die Mitarbeitenden benötigen entsprechende Kapazitäten, um adäquat mit HIV/Aids umgehen zu können.
- Mainstreaming HIV/Aids auf der **Programmebene** bedeutet, Programme so zu adaptieren, dass sie die Verletzlichkeit der Menschen für HIV und die Auswirkungen von HIV/Aids entsprechend berücksichtigen.
- Z. B. kann eine Analyse der Auswirkungen von HIV/Aids auf den **Landwirtschaftssektor** feststellen, dass Aids-bezogene Krankheit und Tod die Zahl der Arbeitskräfte senken, dass Haushalte verarmen usw. Der Landwirtschaftssektor könnte die Verletzlichkeit für HIV erhöhen, indem z. B. landwirtschaftliche Berater zur HIV-Übertragung beitragen; die Schaffung von mehr Einkommensmöglichkeiten für Männer kann die Nachfrage nach käuflichem Sex erhöhen; Frauen, die von landwirtschaftlichen Programmen nicht berücksichtigt werden, können verletzlicher für HIV werden. Die Programme sollten entsprechend geändert werden, um diese Faktoren zu berücksichtigen.

Mainstreaming HIV/Aids auf der Programmebene bedeutet, Programme so zu adaptieren, dass sie die Verletzlichkeit der Menschen für HIV und die Auswirkungen von HIV/Aids entsprechend berücksichtigen.

7 Stigma, Tabus und Diskriminierung

HIV ist mit Stigma und Diskriminierung verbunden. Diese stellen ein wesentliches Hindernis im Kampf gegen HIV/Aids dar.

- HIV/Aids ist mit **Stigma und Diskriminierung** verbunden. Sie bedeuten für die Betroffenen großes Leid und sind zudem ein Hindernis im Kampf gegen HIV, da sie die nötige Offenheit in der Auseinandersetzung mit der Epidemie verhindern.
- Sie treten meist im Zusammenhang mit schon bestehenden Vorurteilen gegenüber Frauen, Sexualität, Armut u. a. auf. So wird Aids bei Männern oft als eine Erkrankung gesehen, die sie von „Prostituierten" oder als Folge von Promiskuität haben. Bei Frauen gilt sie als hervorgerufen durch „Prostitution", Sexualverkehr außerhalb der Ehe oder mit wechselnden Partnern. Häufig wird HIV auch als eine „Frauenkrankheit" gesehen, wie andere sexuell übertragene Erkrankungen auch, und die Frauen werden beschuldigt, verantwortlich für die HIV-Ausbreitung zu sein. Menschen mit HIV sind so häufig einer **komplexen Diskriminierung** ausgesetzt, z. B. als Frauen, die HIV-positiv sind.

HIV-positive Menschen erfahren häufig Ablehnung und Ausgrenzung in Familien, Gemeinden und am Arbeitsplatz.

- Stigmatisierung führt oft zu Diskriminierung: Menschen werden aufgrund ihrer HIV-Infektion oder einer sonstigen **Betroffenheit** von HIV, z. B. als Waisen und Witwen, ungerecht behandelt und benachteiligt. Oft erfahren HIV-positive Menschen in Familien und Kirchengemeinden **Ablehnung und Ausgrenzung** durch Verweigerung von Pflege, Verlust des Wohnraums, Vernachlässigung, physische Gewalt und den Zusammenbruch von Partnerschaften und Ehen.
- Z. B. gab es in Uganda in den frühen 90er Jahren viele Beispiele von Diskriminierung: Gemeindemitglieder weigerten sich, für HIV-Infizierte zu sorgen; viele Menschen beschuldigten „andere" für die Epidemie. Dies führte dazu, dass die Menschen keine Verantwortung für die Epidemie übernahmen, sondern sie als ein **„Problem von anderen"** betrachteten. Für die erfolgreiche Bekämpfung der HIV-Epidemie war der Abbau von Stigmatisierung und Diskriminierung ein wesentliches Element.
- Die Internationale Arbeits-Organisation (ILO) hat in ihrem „Code of Practice" festgestellt, dass es für erfolgreiche HIV-Prävention am **Arbeitsplatz** notwendig ist, HIV/Aids wie jede andere Erkrankung zu behandeln, Arbeitende nicht aufgrund ihres HIV-Status zu diskriminieren und stigmatisieren, und HIV-Tests nicht als Erfordernis für eine Einstellung oder Weiterbeschäftigung zu verlangen[45].
- Es gibt allerdings auch zahlreiche positive Beispiele, bei denen HIV-Infizierte und Menschen, die von HIV betroffen sind, von

45 ILO 2001.

ihren Partnern, Familien und Gemeinden angenommen und **integriert** werden.

- Auf der individuellen Ebene bedeutet **Verdrängung** das Nicht-Wahrhaben-Wollen der eigenen Infektion bzw. der Möglichkeit der eigenen Infektion. Man erkannt nicht an, dass man sich mit der Bedrohung auseinandersetzen und gegebenenfalls das Sexualverhalten, wahrscheinlich für den Rest des Lebens, und unter Umständen gegen erhebliche Widerstände von außen, ändern muss. Verdrängung wird auch dadurch gefördert, dass viele Menschen in den armen Ländern die Diagnose HIV als ein Todesurteil ansehen, da Behandlungsmöglichkeiten nicht adäquat zur Verfügung stehen.
- Auf der Gemeinde- und nationalen Ebene bedeutet Verdrängung von HIV, dass wichtige und strittige Themen in der HIV-Bekämpfung, wie kulturelle Normen der Sexualität, Ungleichheiten in den Gender-Beziehungen und im sozialen Leben, umgangen werden und so HIV/Aids nicht nachhaltig bekämpft wird.

Stigmatisierung und Tabuisierung von HIV/Aids bewirken, dass Menschen sich scheuen, sich mit HIV auseinanderzusetzen und es verdrängen. Die Verdrängung führt ihrerseits zu Stigmatisierung.

- Die Verdrängung fördert ihrerseits Stigmatisierung und Diskriminierung: Menschen scheuen sich, sich mit unangenehmen und Angst machenden Themen auseinander zu setzen und diskriminieren andere, die sich aktiv mit diesen Themen befassen. Die Verdrängung führt zu einem **Schweigen** über HIV, das seinerseits ein wesentliches Hindernis in der Bekämpfung von HIV/Aids ist.
- Bei Aids sind wir konfrontiert mit einer **chronischen und zugleich weniger sichtbaren Katastrophe**, im Vergleich etwa zu plötzlich auftretenden Naturkatastrophen. Zugleich stellt HIV/Aids eine Bedrohung dar, bei der die Hindernisse für eine schnelle und adäquate Reaktion viel höher sind durch die Verknüpfung mit Tabus, Verdrängung und Vorurteilen.
- HIV/Aids ist eng verbunden mit sensitiven Themen – Sexualität, Gender-Ungerechtigkeit, kommerzieller Sex, Homosexualität, Drogengebrauch, Tod. Dass für eine Bekämpfung von HIV/Aids alle diese **Tabuthemen** angesprochen werden müssen, ist ein enormes Hindernis für eine adäquate Herangehensweise. Noch dazu ist HIV/Aids mit **„Schuld"** und Versagen verbunden. Eine angemessene Reaktion ist viel leichter zu erreichen, wenn es sich um scheinbar leichter handhabbare und nicht mit Tabus und Schuldfragen beladene Krisen handelt, wie Naturkatastrophen und Hungersnöte.

Die Bekämpfung von HIV/Aids ist erschwert durch die „Unsichtbarkeit" der Epidemie, ihren chronischen Verlauf und die Verknüpfung mit Tabus und Schuld.

- Erschwerend kommt die extrem **lange Inkubationszeit** von HIV hinzu. Da es in der Anfangsphase der Epidemie zwar eine ständig steigende Zahl von Infizierten, aber nur wenige Erkrankte gibt, kann die Illusion entstehen, die Krankheit sei keine Bedrohung.

- Mit wenigen Ausnahmen – Uganda, Thailand – sehen wir jetzt die **Folgen dieser Verdrängung und Hilflosigkeit**: die Interventionen kommen zu spät, sie sind nicht adäquat, sie schützen nicht die Menschen, die am verletzlichsten sind. Das führt dazu, dass die Epidemie sich in der Bevölkerung verankert und immer weiter ausbreitet.
- Das betrifft auch die **Kirchen** weltweit. Wenn HIV nicht auf diesen Wegen übertragen würde (Sexualität, Drogengebrauch), wäre die Reaktion auf die Epidemie möglicherweise anders ausgefallen. Vorurteile und Unbehagen, über HIV zu sprechen, sind jedoch noch immer sehr weit verbreitet.
- Vielfach ist es jedoch in letzter Zeit zu einer Öffnung im Bereich der Tabuthemen gekommen. Hier liegt auch eine „Chance" der HIV-Epidemie. Durch die Überwindung der Verdrängung werden Möglichkeiten eröffnet, gesellschaftliche Ungleichheiten und **Tabuthemen** (z. B. sexuelle Gewalt) anzusprechen und dadurch zu einer gesellschaftlichen Erneuerung beizutragen.
- HIV ist eine Erkrankung, die auf sexuellem Wege, durch gemeinsames Benutzen von Injektionsbesteck, durch Bluttransfusionen und von der Mutter auf das Kind übertragen werden kann, wie das bei einigen anderen Erkrankungen auch der Fall ist. Z. B. hat **Hepatitis B** ähnliche Übertragungswege, hat aber bei weitem nicht die gleiche symbolische Bedeutung wie Aids.
- Die moralischen und **ethischen Aspekte** von HIV, wie außerehelicher Geschlechtsverkehr, sind an sich wichtige Fragen. Es gibt jedoch Argumente dafür, sie nicht von vornherein mit der HIV-Bekämpfung zu vermischen: Die HIV-Infektion wird nicht durch wechselnde Sexualpartner hervorgerufen, sondern durch die Übertragung eines Virus von einem Menschen auf einen anderen. Das Risiko der Infektion wird durch Partnerwechsel und ungeschützten Sexualverkehr erhöht, ist aber wesentlich abhängig von der HIV-Prävalenz.

Die HIV-Infektion geht häufig mit einer Schuldzuweisung an die Betroffenen einher. Moralische Aspekte des Sexualverhaltens liegen jedoch auf einer anderen Ebene und sollten nicht mit der Diskussion um HIV als Erkrankung vermischt werden.

- Generell wird bei der HIV-Infektion den Betroffenen eine viel größere Schuld an der Infektion/Erkrankung zugewiesen als bei anderen Erkrankungen, wie z. B. der **Malaria**. Man verurteilt im allgemeinen Menschen nicht dafür, dass sie es versäumt haben, unter einem Moskitonetz zu schlafen und sich daher mit Malaria infiziert haben. Daher werden in diesem Fall die sozialen und psychologischen Bedingungen des Moskitonetzgebrauchs untersucht, und nicht die Malariakranken für ihre Krankheit stigmatisiert[46].
- In der Vorstellung sehr vieler Menschen in Europa ist HIV/Aids mit Afrika verbunden. Es trifft zusammen mit einem **Afrikabild**, das weitgehend von Kriegen, Katastrophen und Hoffnungslosig-

46 Byamugisha G 2000.

keit geprägt ist. Es gilt, auch im eigenen Bewusstsein, diesen Bildern zu widersprechen und die Krankheit zu entmystifizieren.

- Von zentraler Bedeutung im Kampf gegen HIV ist, dass der Kreis von Stigma – Verdrängung – Schweigen – Stigma durchbrochen wird. Das **„Schweigen zu brechen“** ist zu einem zentralen Begriff vieler Diskussionen und Programme geworden. Als wirksam in der Überwindung des Stigmas haben sich erwiesen:
  - Die Einbeziehung von Menschen, die mit HIV leben.
  - Das Aufzeigen von Möglichkeiten für HIV-positive Menschen. Dazu gehören Unterstützungs- und **Selbsthilfegruppen**, eine bewusste und ausgewogene Ernährung, die Änderung von Gewohnheiten mit schädlichem Einfluss (z. B. Konsum von Alkohol) und generell eine „positive“ Einstellung (positiv leben).
  - Die vorherrschende Frage für HIV-infizierte Menschen ist oft, was mit ihren Kindern geschehen wird, wenn sie selbst einmal nicht mehr leben. Partnerschaftlich arbeitende Strukturen, die sich um die Waisenkinder kümmern, sind dann oft sehr hilfreich.
  - Pflege und **Betreuung** der chronisch HIV-Kranken trägt zur Entstigmatisierung der Erkrankung bei. Hierdurch wird vermittelt, dass ganz konkret etwas für HIV-infizierte Menschen getan werden kann.
  - In diesem Rahmen hat auch der **Zugang zu antiretroviraler Therapie** eine große Bedeutung. Die bisherigen Erfahrungen zeigen, dass durch einen erhöhten Zugang zu Therapie und die damit verbundene Hoffnung sich mehr Menschen zu ihrer HIV-Infektion bekennen und Aids zu einer „normalen“ Krankheit werden kann.
  - Das offene Ansprechen von HIV trägt zur Enttabuisierung bei.
  - Ganz vermieden werden sollten Begriffe wie „Aids-Opfer“, da sie zur weiteren Stigmatisierung und Entmündigung der Betroffenen beitragen.
- Den **Kirchen** kommt eine Rolle in allen diesen Bereichen zu. In den letzten Jahren haben Kirchen weltweit einige Ansätze unternommen, das Schweigen um Aids zu brechen und Stigma und Diskriminierung in den Gemeinden zu bekämpfen. Auf der „Ökumenischen Konsultation der Kirchen zu HIV/Aids“ in Nairobi 2001 wurde Stigma als das größte Hindernis bei der Bekämpfung von Aids identifiziert. Die Kirchen wurden aufgefordert, Stigma und Diskriminierung zu bekämpfen und HIV-positive Menschen nicht mehr auszugrenzen, sondern sie anzunehmen[47].

> Das Schweigen über HIV zu brechen und das Stigma zu überwinden kann geschehen durch: Einbeziehung von Menschen, die mit HIV leben; Pflege nach Behandlung für die von HIV betroffenen Menschen (einschließlich antiretroviraler Behandlung).

> Kirchen haben anerkannt, dass sie selbst oft zu Stigmatisierung und zum Schweigen beigetragen haben. Eine ihrer Hauptaufgaben liegt in der Bekämpfung des Stigmas und in der Annahme der Menschen, die mit HIV leben.

---

47 Ecumenical Consultation 2001.

8 Menschenrechte

- Die Vereinten Nationen haben Menschenrechtsinstrumente geschaffen, die universelle Anerkennung erlangt haben: die **Universelle Deklaration der Menschenrechte**, der Pakt über die Wirtschaftlichen, Sozialen und Kulturellen Rechte (Sozialpakt), der Pakt über die Bürgerlichen und Politischen Rechte; die Konvention zur Eliminierung aller Formen von Diskriminierung gegen Frauen, die Konvention über Kinderrechte u. a.. Diese Gesetze definieren Menschenrechte und setzen für die Staaten, die die Pakte ratifiziert haben, international verbindliche Normen zum Schutz und zur Förderung dieser Rechte. [48]
- Menschenrechte sind **universell** (sie gelten für jeden Menschen, immer und überall), **nicht-entäußerbar** (man kann das Recht nicht wegnehmen oder es weggeben), und **unteilbar** (es gibt keine Hierarchien von Rechten).

HIV und Menschenrechte sind vielfältig miteinander verknüpft. Menschenrechtsverletzungen erhöhen die Verletzlichkeit für die HIV-Infektion.

- **HIV/Aids und Menschenrechte** sind auf vielfache Weise miteinander verknüpft:
  - Menschenrechte der von HIV Betroffenen können verletzt werden.
  - Menschenrechtsverletzungen erhöhen die Verletzlichkeit und das Infektionsrisiko.
  - Globale Verpflichtungen führen zu einer erhöhten Verantwortlichkeit beim Schutz der Menschenrechte.
- Menschenrechte von Menschen mit HIV/Aids werden auf vielfältige Weise verletzt: durch mangelnde Informationen über Möglichkeiten der Prävention; durch mangelnden Zugang zu Pflege und Behandlung; durch Diskriminierung und Stigmatisierung u. a.
- Die **Menschenrechtskommission** der Vereinten Nationen hat unter Berufung auf die Menschenrechtsgesetze wiederholt erklärt, dass Diskriminierung eines Menschen aufgrund seines/ihres Gesundheitsstatus – einschließlich HIV/Aids – nicht zulässig ist. Daher ist Diskriminierung von Menschen, die mit HIV leben, eine Verletzung ihrer Menschenrechte.

Das Recht auf adäquate Behandlung von HIV ist Teil des fundamentalen Menschenrechtes auf Gesundheit.

- Das **Recht auf Gesundheit** und das **Recht auf Leben** sind fundamentale Menschenrechte, die in den Menschenrechtsinstrumenten definiert sind. Diese Rechte werden durch den mangelnden Zugang von HIV-Infizierten zu adäquater Pflege und Behandlung verletzt, einschließlich Behandlung von opportunistischen Erkrankungen und Behandlung mit lebensverlängernden

48 United Nations 1948, 1966a, 1966b, 1981, 1989.

antiretroviralen Medikamenten. Dies wurde auch von der UN-Menschenrechtskommission anerkannt.[49]

- Das „UN-Komitee zur Überwachung des Paktes gegen Diskriminierung von Frauen" betont die zentrale Bedeutung von HIV/Aids für die Rechte von Frauen in Bezug auf sexuelle Gesundheit.
- Bei der Beschreibung der **Bevölkerungsgruppen mit hohem HIV-Risiko** wird deutlich, dass es sich hier überwiegend um Gruppen handelt, die unter Menschenrechtsverletzungen leiden. Sex Worker, Homosexuelle, Menschen mit Drogenabhängigkeiten, Flüchtlinge, Migrant/innen u. a. sind oft diskriminiert, kriminalisiert, häufig staatlicher und privater Gewalt ausgesetzt, haben weniger Zugang zu Gesundheitsversorgung und insgesamt weniger Möglichkeiten, über ihr eigenes Leben zu bestimmen. Sie sind daher in erhöhtem Maße dem Risiko der HIV-Infektion ausgesetzt, ohne dass sie dies unmittelbar beeinflussen könnten.
- Viele Länder haben anerkannt, dass ein **unterstützender rechtlicher und juristischer Rahmen** fördernd für HIV-Prävention ist. In einigen Ländern gibt es jedoch restriktive und diskriminierende Gesetze, die Menschenrechte verletzen. Dadurch wird auch HIV-Prävention erschwert, da die Menschen die Auseinandersetzung mit HIV aufgrund ihrer Furcht vor Diskriminierung und Kriminalisierung scheuen.
- Es ist allgemein anerkannt, dass die einzelnen Staaten Verpflichtungen haben, Menschenrechte innerhalb ihrer Landesgrenzen zu schützen und zu fördern. Die internationalen Menschenrechtsgesetze definieren jedoch auch Verpflichtungen von Staaten zur internationalen Kooperation im Hinblick auf die **Realisierung von Menschenrechten im internationalen Maßstab**. Hiernach haben Staaten auch Bevölkerungen von anderen Ländern gegenüber die Pflicht, Menschenrechte zu fördern, zu respektieren und zu schützen, sog. extraterritoriale Pflichten.
- Im Kontext von HIV führt ein solcher Anspruch dazu, dass die reichen Länder den armen Ländern eine adäquate **Aids-Bekämpfung** ermöglichen müssen. Das kann geschehen durch: Erhöhung der Entwicklungshilfe, Ausgestaltung von internationalen Handelsabkommen zur Ressourcenerhöhung von armen Ländern usw.
- Durch diese Pflichten müssen Staaten auch den Zugang zu antiretroviraler Behandlung durch Maßnahmen wie Anwendung der Patentgesetze der Welthandelsorganisation (WTO) in Übereinstimmung mit Menschenrechtsprinzipien garantieren.

Staaten haben eine Pflicht auch gegenüber Bevölkerungen von anderen Ländern, die Menschenrechte zu fördern, zu respektieren und zu schützen. Sie sind daher verpflichtet, durch ihre Politik die HIV-Übertragung in anderen Ländern nicht zu fördern.

49 UN Commission on Human Rights 2001.

Für eine wirksame Aids-Bekämpfung müssen der sozio-ökonomische Kontext und die Gender-Verhältnisse, die die Verletzlichkeit für HIV-Infektion fördern, geändert werden.

- Viele Ziele und Strategien in der Aids-Bekämpfung sind eher in einer **langfristigen Perspektive** zu sehen. Sie zielen auf Verbesserung der Lebensbedingungen der Armen und Benachteiligten, der Wahrung ihrer Würde und der Umsetzung und Realisierung von Menschenrechten im universellen Rahmen durch grundlegende gesellschaftliche Änderungen, wie Reduzierung der Armut, Veränderungen der Gender-Verhältnisse, Sicherung der Ernährung, Friedensbemühungen in Kriegsgebieten, Einflussnahme auf reiche Länder und internationale Finanzinstitutionen zur größeren Unterstützung und Aufhebung der Benachteilung von armen Ländern.
- Um HIV/Aids wirksam zu begegnen, sind jedoch auch Strategien und Ziele notwendig, die **kurzfristiger** zur Verringerung der HIV-Übertragung beitragen. Kurz- und langfristige Ziele und Strategien sind nicht starr voneinander getrennt und dürfen nicht im Widerspruch zueinander stehen. Dazu zwei Beispiele:

Kurz- und langfristige Strategien dürfen nicht im Widerspruch zueinander stehen. HIV/Aids darf nicht auf Kosten von Menschenrechten bekämpft werden.

  - Ein kurzfristiges Ziel, wie etwa die höhere Inanspruchnahme von HIV-Tests, kann nicht durch Maßnahmen erreicht werden, die dem grundsätzlichen und langfristigen Ziel der Förderung der Menschenrechte widersprechen. Daher sind erzwungene HIV-Tests keine wirksame Strategie in der HIV-Prävention.
  - HIV-Prävention bei Sex Workers, die die Prostitution kriminalisieren und Zwang auf die betroffenen Frauen ausüben und ihre Menschenrechte verletzen, tragen nicht zur HIV-Prävention bei.
- Studien und Beobachtungen haben gezeigt, dass, neben der Verletzung der Menschenrechte, die in solchen Programmen zum Ausdruck kommt, diese Interventionen auch vom **Public Health** und epidemiologischen Gesichtspunkt aus in der HIV-Bekämpfung nicht sinnvoll sind.

9 Menschen, die mit HIV/Aids leben

- Der Begriff **„Menschen, die mit HIV und Aids leben"** (people living with HIV/AIDS, PLWHA) soll ausdrücken, dass es um *Leben mit HIV* geht, und dass HIV-Infektion nicht gleichbedeutend mit Sterben und Tod ist. Diese Begriffe sollen nicht verharmlosen, dass ein Leben mit HIV oft tatsächlich schwer ist. Es kommt jedoch, auch unter den Bedingungen der Armut, wesentlich auf die Einstellung zur eigenen Infektion und Krankheit an.

Der Begriff „Menschen die mit HIV und Aids leben", soll verdeutlichen, dass es um Leben mit HIV geht, und nicht um Sterben. Der Begriff „Aids-Opfer" trägt zur Entmündigung von Menschen, die mit HIV leben, bei.

- Der Begriff **„Positiv leben"** weist einerseits hin auf einen „positiv" ausgefallenen HIV-Test, der eine bestehende HIV-Infektion anzeigt, betont aber gleichzeitig, dass ein *positives* Leben mit einer HIV-Infektion möglich ist. Damit tritt „positiv leben" der für viele Menschen mit HIV verbundenen Hoffnungslosigkeit entgegen. Zum „positiven Leben" gehört auch die Behandlung mit antiretroviralen Medikamenten.
- Präventionsbotschaften, die betonen, dass Aids tötet, tragen durch ihre negative Botschaft eher zur weiteren Verdrängung von HIV bei. In Uganda wurde erkannt, dass das Erzeugen von Angst im Zusammenhang mit Aids kontraproduktiv ist und ersetzt werden sollte durch **positive Botschaften**, die den Menschen Hoffnung geben[50].
- Es gibt keine „schuldigen" und „unschuldigen" Menschen mit HIV/Aids. Keine Erkrankung – auch nicht Aids – kann als Strafe für Verhalten angesehen werden. Menschen, die rauchen, haben bekanntermaßen ein viel höheres Risiko, an Lungenkrebs zu sterben, als Nichtraucher. Trotzdem wird Lungenkrebs nicht als Strafe für Rauchen angesehen, sondern als **Folge eines bestimmten Verhaltens**, die noch dazu nicht notwendigerweise auftritt, sondern nur mit einer gewissen Wahrscheinlichkeit. Es wäre für Ärzt/innen und Angehörige ethisch nicht korrekt, Hilfe mit der Begründung zu verweigern, dass der Patient oder die Patientin sich die Krankheit selbst zuzuschreiben hat.

Aids ist keine Strafe für vorangegangenes Verhalten, sondern eine Erkrankung, die mit einer gewissen Wahrscheinlichkeit als Folge eines bestimmten Verhaltens auftritt.

- Es muss zwischen der Erkrankung und den Erkrankten und **zwischen der Infektion und den Betroffenen unterschieden** werden. Es gilt, die Epidemie zu bekämpfen und nicht die Betroffenen. Botschaften sollten vermitteln, dass HIV-Infektion zu vermeiden ist, weil sie Krankheit und Tod mit sich bringt, dass es aber nichtsdestotrotz auch ein positives Leben mit HIV gibt, und dass man daher Mut haben sollte, HIV offen anzusprechen. Diese etwas widersprüchlich erscheinende Botschaft wird so auch bei anderen Erkrankungen eingesetzt und hat sich schon

50 Okware et al 2001.

oft bewahrheitet durch Zeugnisse und Beispiele von Menschen, die mit HIV leben.

- Sehr häufig werden Interventionen im Kampf gegen HIV/Aids entworfen und durchgeführt, ohne die Beteiligung von Menschen, die HIV infiziert sind. Für eine erfolgreiche Bekämpfung von HIV und Aids ist es jedoch erforderlich, den Betroffenen eine **adäquate Stimme** zu geben und sie an allen entsprechenden Interventionen zu beteiligen. Menschen mit HIV sollten nicht „Objekte" von Interventionen, sondern selbst **Träger der Veränderung** sein.
- In diesem Sinne hat der Ökumenische Rat der Kirchen als wesentliches Element seiner Aids-Arbeit die „Größere Beteiligung von Menschen mit HIV (Greater Involvement of People Living with HIV and AIDS)" identifiziert.
- Es gibt eine Reihe von **Netzwerken** auf nationaler, regionaler und internationaler Ebene von Menschen mit HIV, z. B. GNP+ (Global Network of People living with HIV/AIDS) und ICW+(International Community of Women living with HIV and AIDS). Sie setzen sich für die Interessen von Menschen mit HIV ein.
- Ein wichtiger Baustein zu einer Integration von Menschen mit HIV in die Kirchen ist das 2003 gegründete „African Network of Religious Leaders Living with or Affected by HIV and AIDS **(ANERELA)**". Es nimmt Kirchenleitende Personen und Laien auf, die entweder selbst HIV infiziert oder von HIV betroffen sind. Es ist eine wichtige Plattform auf dem Weg zu mehr Anerkennung der Menschen mit HIV in den Kirchen.

HIV-positive Menschen, die offen mit ihrer Infektion umgehen, können eine persönliche Betroffenheit herstellen.

- In Aufklärungsprogrammen sind Menschen, die mit HIV leben, wichtige Ressourcepersonen. Wenn sie bereit sind, offen über ihre HIV-Infektion zu sprechen, tragen sie entscheidend zur Prävention bei, indem eine persönliche Betroffenheit bei den Zuhörer/innen hergestellt wird und HIV **„ein Gesicht bekommt"**. Es ist jedoch eine große Herausforderung und Belastung für HIV-infizierte Menschen, immer wieder ihre Geschichte zu erzählen, auf intime Fragen Auskunft zu geben, und dabei auch Stigma und Ablehnung zu erfahren.

10 Prävention (Verhinderung von Neuinfektionen)

10.1 Wirksame Prävention

- Die Prävention von HIV-Infektionen ist von zentraler Bedeutung, da hierdurch Krankheit, vorzeitiger Tod und die sozialen Auswirkungen der HIV-Epidemie verhindert werden können. Die Bedeutung von Prävention wird noch dadurch hervorgehoben, dass es **keine Heilung** für die Infektion gibt und die Behandlung große Herausforderungen durch die strukturellen Hindernisse der Armut in vielen Entwicklungsländern stellt. Hier haben sich durch die Erhöhung des Zugangs zu antiretroviraler Therapie zwar neue Möglichkeiten ergeben, trotzdem bleibt aber die Bedeutung der Prävention bestehen.
- Schätzungen zufolge könnten von den bis zum Jahr 2010 weltweit erwarteten 45 Millionen neuen HIV-Infektionen 29 Millionen durch adäquate Prävention verhindert werden. Dies hätte jedoch eine adäquate Bereitstellung von **Ressourcen** zur Voraussetzung [51].
- Es kann nicht genug betont werden, dass man sich in keinem Fall darauf verlassen kann, dass eine niedrige HIV-Prävalenz in einem Land oder in einer Bevölkerungsgruppe auch niedrig bleibt. Es muss **frühzeitig** alles getan werden, um einen Anstieg der Infektionen zu verhindern. Dies ist eine wichtige Lehre, die aus der seit 20 Jahren bestehenden Epidemie gezogen werden sollte. Hier haben politische Entscheidungsträger/innen, die Kirchen und ihre Partner im Norden und alle, die Zugang zu den entsprechenden Informationen und Ressourcen haben, eine besondere Verantwortung.
- Es lohnt sich immer, frühzeitig im Verlauf der Epidemie in Prävention zu investieren. Die Anstrengungen und Kosten werden im Verlauf mehr als wettgemacht durch die Einsparungen bei den **Folgekosten**, die bei einer Ausbreitung der Epidemie für die Gesellschaft entstehen. Prävention in einem Gebiet mit insgesamt niedriger HIV-Prävalenz (Asien, Osteuropa und Lateinamerika) kann jedoch eine **besondere Herausforderung** bedeuten, da die sozialen Folgen der Erkrankung hier (noch) nicht sichtbar sind.

> Es lohnt sich immer, frühzeitig in Prävention zu investieren, da hierdurch die hohen Folgekosten bei einer Ausbreitung der Epidemie eingespart werden können. Hier haben die Kirchen und ihre Partner im Norden eine besondere Verantwortung.

- Verschiedene **Präventionsstrategien** haben sich als wirksam erwiesen: Freiwillige HIV-Tests und Beratung, Kondombenutzung, Reduktion der Zahl der Sexualpartner/innen und Heraufsetzung des Alters der ersten sexuellen Aktivität und Schadens-

51 Stover et al 2002.

begrenzungsprogramme im Kontext von Drogengebrauch. Komponenten der erfolgreichen HIV-Prävention sind:

- Eine die Prävention aktiv unterstützende Politik;
- Die aktive Rolle von Gemeinden (communities) und Graswurzelinitiativen;
- Mitwirkung von Menschen, die mit HIV leben;
- Kommunikation und Information, einschließlich Aufklärung über sexuelle und reproduktive Gesundheit;
- Schaffung einer fördernden Umgebung (enabling environment), die die Menschen dazu befähigt, sich und andere vor der Infektion zu schützen;
- Einbeziehung von Rollenmodellen und herausragenden Persönlichkeiten;
- Bekämpfung und Reduzierung von Stigma, Diskriminierung, Verdrängung und Tabuisierung;
- Brechen des Schweigens, das HIV/Aids umgibt;
- Beachtung und Förderung der Menschenrechte, einschließlich der Rechte von Frauen und Kindern;
- Behandlung von sexuell übertragbaren Krankheiten;
- Verknüpfung und Integration von Prävention, Pflege/Behandlung und Milderung der sozialen Auswirkungen;
- Behandlung mit antiretroviralen Medikamenten.

Wirksame Präventions-Interventionen sind u. a.: Freiwillige HIV-Tests und Beratung; Kondombenutzung; Reduktion der Sexualpartner; Bekämpfung von Stigma; Förderung der Menschenrechte.

- Die Ausbreitung von HIV wird nicht durch einen einzelnen Faktor bestimmt. Bei sexueller Übertragung ist sexuelles Verhalten der wichtigste Faktor, der die Ausbreitung beeinflusst. Dieses ist jedoch nicht isoliert zu sehen, es variiert zwischen Kulturen, Altersgruppen, sozioökonomischem Status und Gender und ist wesentlich durch eine Reihe von **sozialen Faktoren bestimmt**.

Erfolgreiche Prävention kann sich nicht isoliert auf sexuelles Verhalten konzentrieren. Sexuelles Verhalten und die Ausbreitung von HIV/Aids hängen eng mit sozialen und kulturellen Faktoren zusammen.

- Erfolgreiche Prävention kann sich daher **nicht isoliert auf sexuelles Verhalten** konzentrieren. Prävention sollte daher beinhalten: Bereitstellung von Bildung, Information und psycho-soziale Beratung, Erreichen von Gender-Gerechtigkeit, Reduktion der Armut, Verhinderung von Menschenrechtsverletzungen und Aufhebung der Marginalisierung von verletzlichen Bevölkerungsgruppen.
- Menschen, die unter den Bedingungen der Armut und der Deprivation leben, **mangelt es oft an Optionen**, das eigene Leben so zu ändern, dass sie HIV/Aids adäquat begegnen können. Sie sind strukturellen Verhältnissen ausgesetzt, auf die sie individuell wenig Einfluss nehmen können, die sie aber sehr verletzlich für HIV-Infektion machen. Eine HIV-Bekämpfung durch einfache „Verhaltensänderung im sexuellen Bereich“ ist unter diesen Umständen vielfach nicht möglich.

- Reichweite und Ausmaß von bestehenden Präventionsprogrammen sind **meist inadäquat**. Prävention hat viele Menschen noch nicht oder noch nicht genügend erreicht, z. B. Kinder und Jugendliche, die keine Schule besuchen, Analphabet/innen, Menschen in ländlichen Gebieten.
- Die Botschaft der **Verhaltensänderung** oder – im Falle eines Nicht-Risikoverhaltens: der Verhaltensverstärkung – braucht Wiederholung und Verstärkung, um die Menschen zu erreichen. Eine einmalige Kampagne ist nicht genug. Dabei ergänzen sich die verschiedenen Methoden (Peer Education, Massenkampagnen, individuelle Beratung usw.) gegenseitig und sollten nicht als sich ausschließend verstanden werden.
- HIV/Aids ist eng mit **Tabuthemen** verknüpft: Sexualität, Sterben und Tod. Diese sind bei den Einzelnen und in den Gemeinden häufig mit Ängsten und Barrieren besetzt. Das reine Vermitteln von medizinischen Fakten kann nur begrenzt wirksam sein. Es sollte ergänzt werden durch andere Methoden, z. B. durch das Zeugnis von Menschen, die mit HIV leben.

HIV/Aids ist eng mit Tabuthemen verknüpft, die häufig mit Ängsten und Barrieren besetzt sind. Menschen sollten darin unterstützt werden, die Inhalte auch umzusetzen.

- Aufklärung muss behutsam geschehen und auf das **Vorwissen**, die Ängste und die aktuelle Situation der Menschen eingehen.
- Menschen sollten darin **unterstützt** werden, die Inhalte auch umzusetzen:
  - Es wird ohne Wirkung bleiben, einer Frau in einem Dorf in Südafrika die Bedeutung von Kondomen für die Verhütung der HIV-Infektion zu erklären, wenn sie die **entsprechenden Hindernisse nicht überwinden** kann: Es gibt keine Kondome in ihrer Umgebung; sie hat kein Geld für deren Kauf; sie traut sich nicht, Kondome zu erwerben; sie kann mit ihrem Partner aus Angst nicht über deren Benutzung sprechen; und schließlich wird sich der Partner wahrscheinlich weigern, Kondome zu benutzen.
  - Einem Jugendlichen in einem Slum in Nairobi die Bedeutung der vorehelichen Abstinenz für die HIV-Prävention zu erklären, kann nicht sehr wirkungsvoll sein, wenn er von seinen Freunden hört, dass ungeschützter Sexualverkehr zur männlichen Rolle gehört, wenn er **keine Zukunftsaussichten** hat und nicht weiß, ob er je heiraten und eine Familie ernähren kann, und wenn ansonsten nie offen über verantwortliches Sexualverhalten gesprochen wird.
- **Vernetzung** der Programme und Initiativen ist von entscheidender Bedeutung, um Programme nicht isoliert agieren zu lassen, begrenzte Ressourcen effizient einzusetzen, keine Verdopplungen zu schaffen, und eine möglichst große Integration in die Gemeinden zu erlangen.

In Uganda fiel die HIV-Prävalenz von 14 % in den 90er Jahren auf 4 % 2004. Der Rückgang der Infektionen war am stärksten bei den 15–19-jährigen, durch späteren Beginn der sexuellen Aktivität und Gebrauch von Kondomen.

Uganda wird als Beispiel dafür gesehen, dass sogar eine ausgewachsene HIV-Epidemie kontrolliert werden kann. Eine kollektive nationale Reaktion auf die Epidemie umfasste auch die NROs und religiösen Gemeinschaften.

- Beispiele von erfolgreicher Prävention lassen sich nicht immer ohne weiteres von einem Land auf ein anderes übertragen, da die je spezifischen Situationen berücksichtigt werden müssen.
- In vielen Ländern bestehen bereits erfolgreiche HIV/Aids-Interventionen auf unterschiedlichen Gebieten. Jedoch werden die meisten Programme bisher nur in kleinem Maßstab (regional, auf eine bestimmte Gruppe bezogen usw.) durchgeführt. Die **flächendeckende Einführung** von erfolgreichen Interventionen (Scaling up) ist hier geboten.
- In Uganda fiel die HIV-Prävalenz landesweit von 14 % in den 90er Jahren auf 4 % 2004. Der Rückgang war am stärksten in der Altersgruppe der 15- bis 19-Jährigen. Er wird u. a. darauf zurückgeführt, dass sich der **Beginn der sexuellen Aktivitäten** bei Jugendlichen durchschnittlich um 2 Jahre verzögert und der Gebrauch von Kondomen zugenommen hat, dass also HIV-Prävention erfolgreich war[52].
- Uganda wird als ein Beispiel dafür gesehen, dass sogar eine ausgewachsene HIV-Epidemie unter Kontrolle gebracht werden kann. Die nationale Reaktion auf Aids war kollektiv und umfasste alle Ebenen der Regierung, Zivilgesellschaft, religiöse Gruppen, Gemeinden und internationale Geldgeber: die Einrichtung von Aids-Kontroll-Programmen in Ministerien, die Formulierung einer nationalen Aids-Policy, Kapazitätsbildung in Institutionen und Organisationen, Einbeziehung der Zivilgesellschaft, Erziehungskampagnen, Bereitstellung von Kondomen, Untersuchung von Blut-Transfusionen, Betreuungsprogramme für Waisenkinder, Behandlung von opportunistischen Infektionen und sexuell übertragbaren Krankheiten, Bekämpfung der Stigmatisierung.

TASO

Die AIDS Support Organisation (TASO) wurde 1987 in Kampala gegründet. TASO ist die größte NRO in Uganda, die Dienstleistungen für Menschen mit HIV und ihre Familien bereitstellt. TASO's Vision ist „positiv mit HIV zu leben". Menschen mit HIV erhalten Beratung über Safer Sex, ausgewogene Ernährung, Versorgung der Familien u.a.; Beratung wird einzelnen Personen, aber auch Familien und Gemeinden (Community Counselling) gewährt. Weitere Komponenten der Arbeit von TASO sind: Ausbildung von Berater/innen (training for counsellors) und Gemeindearbeiter/innen für (Kirchen)-Gemeinden in Uganda und der gesamten Region; Sensibilisierung der Öffentlichkeit über HIV/ Aids, und Reduzierung von Stigma und Diskriminierung durch Förderung von positiven Einstellungen der Menschen (Advocacy); materielle Unterstützung für Klient/innen und deren Fami-

52 Asiimwe-Akiror et al 1997, Okware et al 2001.

lien; Unterstützung von Gemeinden im Kampf gegen HIV/Aids. TASO hat aufgezeigt, dass die Beteiligung der Gemeinden, zusammen mit internationaler Expertise und Ressourcen, zentral für die Bekämpfung der HIV-Epidemie ist[53].

10.2 Information, Erziehung und Kommunikation

Information, Erziehung und Kommunikation sind unabdingbar in der Aids-Bekämpfung. Es muss sichergestellt werden, dass auch den nachwachsenden Generationen von Jugendlichen entsprechende Botschaften vermittelt werden.

- **Information, Erziehung und Kommunikation** (Education und Communication, IEC) sind unabdingbar, um den Menschen Wissen über HIV/Aids zu vermitteln. Länder, die erfolgreich Prävention durchführen, haben generell eine Aufklärungskomponente als wesentlichen Teil ihrer Interventionen.
- Prävention sollte sich auch an jene wenden, die schwer zu erreichen sind, z. B. junge Menschen, Frauen, Minderheiten. In vielen Bevölkerungsgruppen besteht nach wie vor ein **Defizit an Information** über HIV/Aids und wie man sich davor schützen kann. Studien haben gezeigt, dass auch in Ländern mit hoher HIV-Prävalenz ein erheblicher Anteil der jungen Mädchen nicht davon ausgeht, dass sie ein Risiko der HIV-Infektion haben.
- Besonders beachtet werden muss, dass auch allen **nachwachsenden Generationen** entsprechende Botschaften vermittelt werden.
- Eine repräsentative Studie in Südafrika fand, dass die Hauptinhalte der HIV/Aids-Aufklärung generell gut verstanden wurden. Die große Mehrheit der Befragten gab jedoch an, dass sie **weitere Informationen** über die Krankheit, über sexuellen Missbrauch, Kondomgebrauch, sexuell übertragbare Krankheiten, Pflege für HIV-Infizierte und Waisen, und über Rechte benötigten.[54]
- Botschaften über HIV und Sexualität werden meistens eher angenommen, wenn sie von einem Mitglied der **eigenen Gruppe** kommen, also z.B. bei Schüler/innen von Mitschüler/innen, sog. Peer Education. Das Vertrauen ist hier größer, weil er/sie aus der gleichen Situation kommt und somit die eigenen Probleme versteht.
- HIV-Erziehung sollte hier – wie in allen Interventionen – nicht nur begrenzt auf HIV durchgeführt werden. Um das Thema HIV in das Alltagsleben der Menschen zu integrieren, muss HIV/Aids im **Gesamtzusammenhang** von sexueller Gesundheit, Gender-Rollenverhalten etc. behandelt werden.

Wirksame Strategien sind Peer Education, Drama und Rollenspiel, Radiosendungen usw.

- Eine von vielen Gruppen eingesetzte Methode sind **Rollenspiele** (Drama and role play), bei denen Situationen aus dem

53 Taso 2003.
54 Human Sciences Research Council of South Africa 2005.

täglichen Leben, oft aus dem Stegreif, nachgespielt werden und dadurch Bewusstsein und Betroffenheit geschaffen werden. Mit **Outreach** ist gemeint, dass – ausgehend von Institutionen wie z.B. Gesundheitszentren – Aufklärung und Erziehung in Gemeinden durchgeführt wird.

- Das **Bildungswesen** kann zur HIV-Bekämpfung beitragen durch den Einbau von Sexual- und HIV/Aids-Erziehung in Curricula. Anti-Aids-Clubs oder ähnliche Gruppen können Schüler/innen für Aids sensibilisieren und ihnen Fähigkeiten vermitteln, sich selbst und andere vor der Infektion zu schützen, sog. „life skills". Unterricht in Menschenrechten und HIV kann der Stigmatisierung und Diskriminierung von HIV-Infizierten entgegenwirken.
- **HIV-Prävention** sollte in formalen und informellen Segmenten des Erziehungs- und Bildungswesens durchgeführt werden. Vor allem Kinder, die keine Schule besuchen, müssen über informelle Angebote erreicht werden durch Jugendgruppen, kirchlichen Gruppen u.a.

10.3 Beratung und HIV-Tests

95 % der Menschen kennen ihren HIV-Status nicht.

- 95 % der Menschen – auch die HIV-Infizierten – haben keine **Kenntnis des eigenen HIV-Status**. Die Gründe hierfür sind das unzureichende Angebot an HIV-Tests und Beratung, die relativ hohen Kosten für Tests, die Stigmatisierung von HIV/Aids und die mangelnden Behandlungsmöglichkeiten bei positivem HIV-Status.
- Freiwilliges Testen hat eine **präventive Wirkung** auf die HIV-Übertragung: Eine große Studie in Kenia, Tansania und Trinidad fand, dass HIV-positive Männer und Frauen, die Tests und Beratung erhielten, signifikant weniger ungeschützten Sexualverkehr mit ihren Partnern hatten als die, die nur Gesundheitserziehung erhielten[55].

HIV-Tests ohne entsprechende Beratung sind nicht hilfreich, sondern können in vielen Fällen schädlich sein. Zwangstesten ist nicht nur unethisch, sondern dient auch nicht der HIV-Prävention.

- HIV-Testen ohne adäquate Beratung ist nicht hilfreich, sondern kann in vielen Fällen schädlich sein. Die **Beratung** *vor* dem Test (Pre-Test Counselling) soll Menschen auf ein positives Testresultat vorbereiten. Außerdem muss Unterstützung *nach* dem Test angeboten werden, da viele Klienten ein positives Testergebnis als Schock erleben. HIV-Tests und Beratung sollten immer freiwillig sein.
- Grundpfeiler von HIV-Testen und Beratung sind **Verschwiegenheit und Vertraulichkeit**. Testergebnisse und selbst die Tatsache des HIV-Tests dürfen nicht an andere weitergegeben werden, und alle Inhalte der Beratung müssen vertraulich bleiben.

---

55 The Voluntary HIV-1 Counselling and Testing Efficacy Group 2000.

- Das Wissen um den **eigenen negativen HIV-Status** kann ein großer Anreiz für eine Verhaltensänderung sein bzw. für das Beibehalten des sexuellen Verhaltens, das diesen negativen HIV-Status bewahrt.
- Durch die **Beratung von HIV-negativen Klient/innen** muss vermieden werden, dass Menschen annehmen, sie seien „nicht anfällig für HIV" und sich dem Risiko der HIV-Übertragung aussetzen.
- Alle Maßnahmen, die Zwang beinhalten, wie **Zwangstesten**, Zwangsmitteilungen des HIV-Status oder verpflichtende Nennung von Namen von HIV-positiven Klient/innen an die Aufsichtsbehörden sind Verletzungen von Menschenrechten. Sie schaden außerdem der HIV-Bekämpfung, da sie Verdrängung und Stigmatisierung fördern.
- Generell sind **HIV-Tests für die Partner vor einer geplanten Ehe** als positiv einzustufen. Sie sind ein Mittel, um Bewusstsein über HIV zu erzeugen und die Partner zu beraten. Sie sollten aber möglichst frühzeitig vor einer geplanten Eheschließung erfolgen, um die Partner nicht vor fast unlösbare psychologische Schwierigkeiten zu stellen.
- Einige Kirchen machen jedoch einen negativen HIV-Test beider Partner zur **Bedingung für die kirchliche Trauung**. Diese Praxis ist nicht zu befürworten, da es keinesfalls sicher ist, dass nach der Verweigerung der Ehe seitens der Kirche der oder die betreffende(n) Partner/in nicht andere mit HIV infizieren. Außerdem beruht die Ehe auf der Zuneigung und Liebe der Partner. Dies ist auch dann noch gültig, wenn ein Partner HIV-positiv ist.
- Wenn die Partner dies wünschen, sollte die Ehe daher auch bei positivem Testergebnis eines oder beider Partner geschlossen werden können. Voraussetzung ist die vollständige **Information beider Partner** über den jeweiligen HIV-Status des/der Partners/in.
- Für eine effektive HIV-Prävention ist das Mitteilen des HIV-Status, vor allem dem oder den Sexualpartner/n, von Bedeutung. Viele Menschen teilen ihr HIV-Testergebnis jedoch niemandem mit. Frauen nennen als die größten **Hindernisse**, die sie von einem HIV-Test und dem Mitteilen von Testresultaten abhalten: Furcht vor der Reaktion des Partners, ungleich verteilte Entscheidungsmacht und schwierige Kommunikationsstrukturen zwischen den Partnern und negative Einstellung des Partners gegenüber dem HIV-Testen[56].
- Vor allem Frauen erfahren nach der **Mitteilung eines positiven Testergebnisses** häufig Gewalt oder es kommt zum Bruch der Beziehung.

Die Kenntnis des eigenen negativen HIV-Status kann ein großer Anreiz sein für eine entsprechende Änderung oder das Beibehalten des sexuellen Verhaltens, damit der HIV-negative Status erhalten bleibt.

Grundsätzlich sind HIV-Tests vor einer geplanten Eheschließung positiv zu bewerten. Kirchen sollten jedoch nicht einen negativen HIV-Test beider Partner zur Bedingung für die Trauung machen.

56 Maman et al 2001.

10.4 „ABC“-Strategie

Weltweit ist die Präventionsstrategie „ABC“ verbreitet. „A“ steht für Abstinenz (Abstinence) von Sexualverkehr. „B“ steht für „Being faithful to one’s partner“ (Treue), „C“ steht für korrekten und konsistenten Gebrauch von Kondomen (Condoms).

- Weltweit ist die Präventionsstrategie „ABC“ verbreitet. „A“ steht für Abstinenz (Abstinence) von Sexualverkehr. „B“ steht für „Being faithful to one’s partner“ (Treue), „C“ steht für korrekten und konsistenten Gebrauch von Kondomen (condoms).
- Teilweise wird unter „A“ auch noch die Verschiebung des **Beginns der sexuellen Aktivitäten auf ein späteres Lebensalter** verstanden; und unter „B“ die Reduzierung der Zahl der sexuellen Partner[57]. Die Kirchen lehnen häufig „C“ als Methode ab und propagieren nur „A“ und „B“ bzw. verstehen unter „C“ „care“ oder „counselling“ oder Ähnliches.
- Es mehren sich Bedenken gegen eine undifferenzierte Anwendung der ABC-Strategie. Wenn jemand nur einen sexuellen Partner hat, diese/r jedoch HIV-positiv ist, dann ist das einfache Befolgen von Treue eben kein Schutz vor HIV-Infektion. In Afrika werden die meisten Frauen von ihren Partnern infiziert, denen sie treu sind. Daher ist „Treue“ zu ergänzen mit **„Treue zu einem HIV-negativen Partner“**. Die Anwendung dieser Strategie setzt also die Kenntnis des HIV-Status voraus. Dies muss in den Botschaften der Prävention, auch von den Kirchen, dringend beachtet werden, um nicht Millionen von Frauen und Männern dem Risiko der HIV-Infektion auszusetzen.
- Die ABC-Strategie ist **nicht gendergerecht**, d.h. sie berücksichtigt nicht den sozialen Kontext und die Bedürfnisse von Frauen. Dies ist ein wesentlicher Grund, warum sie in der Vergangenheit nicht die Erfolge gezeigt hat, die man sich erhofft hatte. Frauen haben im Allgemeinen keine Entscheidungsmacht in der Sexualität: sie können weder bestimmen, ob sie abstinent sein wollen (junge Mädchen werden zur Heirat verpflichtet), Treue bringt ihnen in vielen Fällen die HIV-Infektion (wenn der Partner HIV-positiv ist), und sie können nicht über Kondombenutzung entscheiden.
- In allen diesen Fragen haben Männer das Sagen. Daher muss die ABC-Strategie erweitert werden. Eine wesentliche Komponente sollte sein, dass Männer ein verantwortungsvolleres Sexualverhalten erreichen. Frauen müssen ermächtigt werden, über sich selbst zu bestimmen.

Stepping Stones Training Programme

„Stepping Stones“ ist ein Trainingsprogramm zu HIV/Aids, Gender, Kommunikation und Beziehungsfähigkeiten. Es besteht aus einem Handbuch für Ausbilder/innen zur Leitung von Workshops und einem Video. Es wurde 1995 für den Gebrauch in Afrika ent-

57 Die Senkung der Zahl der Partner, die jemand in seinem Leben hat, reduziert wesentlich das Risiko der HIV-Infektion.

wickelt, ist aber seither für andere Regionen adaptiert und in verschiedene Sprachen übersetzt worden und wurde an mehr als 1500 Organisationen in 100 Ländern verschickt. Es entstand aus dem Bedürfnis heraus, die Verletzlichkeit von Frauen, Männern und jungen Menschen in Entscheidungen über heterosexuelles Verhalten zu verringern und basiert auf einem Menschenrechtsansatz. Die Workshops gehen von der eigenen Erfahrung der Teilnehmenden aus. Rollenspiele und andere Methoden ermöglichen es, dass alle aktiv teilnehmen. Die Workshops fördern die Gleichheit der Geschlechter, Respekt zwischen den Generationen und Solidarität mit Menschen mit HIV. Lokaler Kontext und Kultur sind die Basis, auf der die Menschen ihre eigenen kontextbezogenen Entscheidungen treffen können [58].

10.5 Kondome für Männer und „Safer Sex"

- Eine HIV-Übertragung auf sexuellem Weg kann nur verhindert werden durch (1) Abstinenz, (2) eine monogame Beziehung mit einem/r HIV-negativen Partner/in, (3) nicht-penetrierenden Sex und (4) den konsistenten und korrekten Gebrauch von Kondomen.
- In der Diskussion um HIV/Aids wird Sex häufig mit „penetrierendem Sex" gleichgesetzt. Dies ist eine **Reduzierung der Sexualität**, da sie andere Formen außer acht lässt. Diese Einschränkung wird auch den Bedürfnissen von Frauen nicht gerecht, da hier eine „männlich" definierte Sexualität zugrunde liegt.
- Der Gebrauch von **Kondomen** beim Sexualverkehr ist ein wesentliches Element aller Präventionsbemühungen. Die Strategie des geschützten Sexualverkehrs (Safer Sex) beruht wesentlich auf dem regelmäßigen und korrekten Gebrauch von Kondomen. Damit sind zunächst einmal „Kondome für Männer" gemeint.
- Die wissenschaftlichen Fakten über die **Wirksamkeit des Kondomgebrauchs** bei der Verhinderung einer HIV-Übertragung wurden z.B. in einer Studie im Jahre 2001 veröffentlicht. [59] Danach kann regelmäßiger und korrekter Gebrauch von Kondomen die Übertragung von HIV zwischen einem infizierten und einem nicht infizierten Sexualpartner mit fast 100 %iger Sicherheit ausschließen. Auch das Argument, dass Kondome oftmals Poren enthalten, die größer sind als das Virus selbst, ist nicht stichhaltig, da es ausschließlich auf den Flüssigkeitsaustausch ankommt, und der wird quasi vollständig verhindert.
- In der Realität kann man allerdings nicht davon ausgehen, dass ein Kondom immer korrekt benutzt wird, die Kondome eine

Der Gebrauch von Kondomen kann die HIV-Übertragung theoretisch zu fast 100 % ausschließen. In der Realität gibt es jedoch „Anwendungsfehler" u. a., die den effektiven Schutz auf 85 % reduzieren.

58 Stepping Stones 2004.
59 NIAID/NIH/DHHS 2001.

gleich bleibende Qualität besitzen etc. Darum beträgt der **effektive Schutz** nicht 100 %, sondern 85 %. D. h. Paare, bei denen ein Partner HIV-infiziert ist und die immer Kondome benutzen, haben ein Risiko, sich mit HIV zu infizieren, das um 85 % unter dem von Paaren liegt, die nie Kondome benutzen.

- Eine Studie in Südafrika fand einen schützende Wirkung sowohl für die Individuen als auch für die ganze Gesellschaft, wenn genügend junge Männer konsistent Kondome benutzen.
- Kondome müssen für eine optimale Wirkung **konsistent** angewandt werden, d. h. bei jedem Sexualverkehr. Außerdem müssen sie **korrekt** angewandt werden: das meiste „Versagen" von Kondomen resultiert durch falsche Lagerung, Benutzung nach Ablauf des Verfallsdatums oder sonstige unsachgemäße Anwendung.

Die Bedeutung der Kondome in der HIV-Prävention darf jedoch auch nicht überschätzt werden. Sie sind nicht das „alleinige Mittel" in der HIV-Prävention. Sie sind jedoch eine wichtige Komponente in einer ganzen Palette von Maßnahmen, die zusammen angewandt werden sollten.

- Die Bedeutung der Kondome in der HIV-Prävention darf jedoch auch **nicht überschätzt** werden. Sie sind nicht, wie das teilweise vereinfachend angenommen wird, das „alleinige Mittel" in der HIV-Prävention. In Uganda waren für die Reduzierung der HIV-Raten neben dem Kondomgebrauch die Verminderung der Zahl der Sexualpartner/innen und der spätere Beginn der sexuellen Aktivität bei Jugendlichen ebenso wichtig.
- Kondome sind jedoch eine **wichtige Komponente** in einer ganzen Palette von Maßnahmen, die zusammen angewandt werden sollten: Dazu gehören Abstinenz, späterer Beginn der sexuellen Aktivität bei Jugendlichen, andere Formen des Sex (nicht-penetrierender Sex), Reduzierung der Zahl der sexuellen Partner. Dazu gehört wesentlich auch die Änderung des sozialen Kontexts, die Menschen verletzlich für HIV macht, also z. B. Erzielen von Gender-Gerechtigkeit und Stärkung der Frauen.
- Man kann davon ausgehen, dass alle Programme, die eine Senkung der Neuinfektionen erzielt haben, auch die **Propagierung von Kondomen als Bestandteil** hatten. Studien haben gezeigt, dass, wenn Menschen keinen Zugang zu Kondomen haben, die anderen Präventionsstrategien viel von ihrer Wirksamkeit verlieren.
- Programme sollten **Informationen** über Kondome zumindest nicht vorenthalten, auch wenn sie diese – aus verschiedenen Gründen – nicht selbst aktiv propagieren.
- Information über Kondombenutzung allein reicht jedoch nicht aus, den Menschen müssen auch die Mittel gegeben werden, sie dann auch zu benutzen. Z. B. sollten Frauen auch **entsprechend befähigt** werden, mit ihren Partnern über Kondome zu sprechen und ihre Benutzung „auszuhandeln". Sie sollten auch selbst die Anwendung von Kondomen lernen und dies nicht den Männern überlassen.

- In vielen Ländern bestehen **religiöse und kulturelle Vorbehalte** gegen eine (zu starke) Propagierung des Kondomgebrauchs. Gerade von kirchlicher Seite wird immer wieder das Argument vorgebracht, dass die Förderung von Kondomgebrauch die Promiskuität erhöhen könnte und somit gerade nicht zur Eindämmung der HIV-Epidemie beitrage. Es gibt jedoch keine empirischen Studien, die diese These stützen würden. **Kirchen** sollten auf ihre Verantwortung hingewiesen werden, keine unwissenschaftlichen Behauptungen aufzustellen und Menschen nicht vom Gebrauch von Kondomen abzuhalten.
- Es wird oft argumentiert, dass Kondome in der **traditionellen Gesellschaft** nicht bekannt waren, und dass sie als störend in der sexuellen Beziehung empfunden werden. Dieses Argument hat sicher seine Berechtigung. Es kann aber auch dazu benutzt werden, die Auseinandersetzung mit HIV zu umgehen. Für viele Männer stellt zudem der Gebrauch von Kondomen ihre „Männlichkeit" in Zweifel, und sie lehnen sie daher ab.

Die Fortpflanzung als wesentliche Funktion von Sexualität wird durch den Gebrauch von Kondomen verhindert. Dieses Argument wird sehr häufig nicht ausreichend beachtet; es spielt jedoch für die meisten Menschen eine wichtige Rolle in ihrer Einstellung gegenüber Kondombenutzung.

- Die **Fortpflanzung** als wesentliche Funktion von Sexualität wird durch den Gebrauch von Kondomen verhindert. Dieses Argument wird sehr häufig nicht ausreichend beachtet; es spielt jedoch für die meisten Menschen eine wichtige Rolle in ihrer Einstellung gegenüber Kondombenutzung.
- Sowohl Frauen als auch Männer lehnen Kondombenutzung häufig ab, weil sie verdächtigt werden könnten, **außereheliche Beziehungen** zu haben, wenn sie bei ihrem Partner auf Kondombenutzung bestehen. Es entstehen so Zweifel an der ehelichen Treue und ein Vertrauensverlust, den viele Partner nicht eingehen möchten. Für Frauen ist das Risiko hier noch größer, da außerehelicher Sex bei ihnen meist – im Gegensatz zu außerehelichen Beziehungen bei Männern – als unerwünscht und unmoralisch gilt.
- Außerdem ist die Ehe oder eine andere Paarbeziehung nicht der Ort, an dem man über Kondome „verhandelt".
- Hier haben die Präventions-Botschaften, dass Kondome zumindest mit außerehelichen Partnern benutzt werden sollten – bei allen guten Absichten, die dahinter stehen – sicher einen negativen Einfluss auf die **Kondombenutzung bei Ehepartnern**. Umgekehrt muss aber auch die Haltung einiger Kirchen infrage gestellt werden, die Kondome nur in der Ehe, nicht aber in außerehelichen Beziehungen zulassen, wodurch de facto außereheliche Sexualpartner keinen Anspruch auf Schutz vor HIV-Infektion haben. Man geht hier davon aus, dass „nicht sein kann, was nicht sein darf".

Es entstehen Zweifel an der ehelichen Treue und ein Vertrauensverlust, den viele Partner nicht eingehen möchten. Für Frauen ist das Risiko hier noch größer, da außerehelicher Sex bei ihnen meist – im Gegensatz zu außerehelichen Beziehungen bei Männern – als unerwünscht und unmoralisch gilt.

- Viele (Ehe)-Paare haben einen **diskordanten HIV-Status**, d. h. einer der Partner ist HIV-positiv und eine/r HIV-negativ. Auch viele Kirchen befürworten im Falle des unterschiedlichen HIV-Status Kondome, da sie zum Schutz des HIV-negativen Partners vor einer Infektion notwendig sind. Da jedoch die meisten Menschen ihren HIV-Status nicht kennen, wissen sie also auch nichts von einem etwaigen unterschiedlichen HIV-Status. Die generelle Ablehnung von Kondomen auch für Ehepaare, die von einigen Kirchen vertreten wird, wird bei den meisten diskordanten Paaren dazu führen, dass der/die HIV-negative Partner/in sich ebenfalls mit HIV infizieren wird.

Verglichen mit der Zahl der benötigten Kondome ist die Zahl der tatsächlich verfügbaren Kondome eher gering.

- Kondome sind außer über den freien Markt auch über das **Social Marketing** – also subsidiert – und in begrenztem Umfang auch kostenlos erhältlich. Trotzdem sind sie noch relativ teuer. Unter den Bedingungen der Armut wird das spärlich zur Verfügung stehende Geld von Vielen zunächst einmal für das tägliche Überleben gebraucht. Der oft zitierte Satz: „An Aids sterben werde ich vielleicht in 10 Jahren, aber verhungern tue ich heute" hat für viele Menschen eine reale Grundlage.
- Die **Verfügbarkeit** von Kondomen ist insgesamt nicht ausreichend. Man kann daher nicht davon ausgehen, dass insgesamt genügend Kondome zur Verfügung stehen, und dass die teilweise niedrige Rate der Nutzung nur in der Nicht-Akzeptanz liegt.

10.6 Kondome für Frauen und Mikrobizide

Kondome für Frauen können zu einer erhöhten Selbstbestimmung der Frauen in sexuellen Beziehungen und damit zu erhöhtem Schutz vor HIV-Infektion führen.

- Seit einigen Jahren gibt es Kondome, die von Frauen angewendet werden können. **Frauen** sind oft eher als Männer bereit, Kondome zu benutzen. Sie haben aber häufig auch die größeren Schwierigkeiten, dies durchzusetzen, da viele Männer Kondome ablehnen.
- In dieser Situation haben Kondome für Frauen den Vorteil, dass sie zu einer größeren **Unabhängigkeit** von Frauen in der sexuellen Beziehung führen können, da hier – im Gegensatz zu den Kondomen für Männer – die Frauen nicht oder weniger auf die Kooperation des Mannes angewiesen sind. Kondome für Frauen werden in die Vagina eingeführt. Dies kann schon (Stunden) vor dem Sexualverkehr geschehen, ist also nicht so sehr von der Mitwirkung des Partners abhängig.
- Die **Akzeptanz** der Kondome für Frauen war in den ersten Jahren nicht sehr hoch, da sie teilweise noch mehr als „fremd" erfahren wurden als Kondome für Männer. Als wesentlicher hemmender Faktor für eine größere Verbreitung der Kondome für Frauen wird auch ihr hoher Preis genannt.
- **Mikrobizide Substanzen** sollen vor dem Sexualverkehr in die Vagina oder das Rektum appliziert werden und dort das Virus abtöten. Hierdurch könnte die Übertragung von sexuell übertragbaren Erkrankungen, einschließlich HIV, reduziert werden.

Es gibt noch keine verfügbaren Mikrobizide, jedoch sind einige Substanzen in der Forschung.

- Idealerweise würden Mikrobizide nicht gespürt werden. Das würde die Optionen gerade für Frauen zum Schutz vor HIV-Infektion erhöhen, wenn die Partner keine Kondome benutzen wollen.
- Mikrobizide müssen in aufwändigen, jahrelang dauernden Versuchen mit Freiwilligen **getestet** werden, um die Wirksamkeit zu überprüfen. Das jahrelang als aussichtsreich geltende Nonoxynol-9 hat seine Erwartungen nicht erfüllt, da eine groß angelegte Studie bei Sex Workers gezeigt hat, dass es die HIV-Übertragung nicht nur nicht reduzieren, sondern sogar (bei häufigem Gebrauch) noch erhöhen kann.
- Auch hier gibt es das Problem der **mangelnden Finanzierung** entsprechender Forschung. Es wird geschätzt, dass (nach dem Stand 2005) ein Mikrobizid in 5 bis 10 Jahren verfügbar sein könnte.
- Bei allen Vorteilen, die durch „Frauen-kontrollierte Methoden", wie Kondome für Frauen und Mikrobizide, erreicht werden könnten, sollte natürlich langfristig darauf hin gearbeitet werden, dass Männer zu einem **verantwortungsvolleren Sexualverhalten** gelangen, und dass die Last der Verhütung von HIV-Infektionen nicht den Frauen allein aufgebürdet wird.

Bei allen Vorteilen, die durch „Frauen-kontrollierte Methoden", wie Kondome für Frauen und Mikrobizide, erreicht werden könnten, sollte natürlich darauf hin gearbeitet werden, dass Männer zu einem verantwortungsvolleren Sexualverhalten gelangen, und dass die Last der Verhütung von HIV-Infektionen nicht den Frauen allein aufgebürdet wird.

10.7 Zirkumzision bei Männern

- Es gibt Hinweise darauf, dass die mancherorts durchgeführte männliche Zirkumzision **(Beschneidung)** einen gewissen Schutz vor der HIV-Übertragung darstellt. Vor einer Unterstützung dieser Methode zur HIV-Prävention müssen jedoch weitere Studien durchgeführt werden, die die Wirksamkeit untersuchen.
- Zudem birgt die Anwendung der Beschneidung auch potenzielle **Risiken**. So muss verhindert werden, dass durch die Benutzung von nicht-sterilisierten Instrumenten bei der Beschneidung HIV übertragen wird. Da Beschneidung nur einen relativen Schutz vor HIV-Infektion bieten kann, darf es durch die Förderung dieser Strategie nicht zu einem falschen „Sicherheitsgefühl" bei den Betroffenen und daraus eventuell folgendem höherem Risiko der HIV-Übertragung kommen.

Es gibt Hinweise, dass die Zirkumzision bei Männern das Risiko der HIV-Infektion reduzieren kann. Weitere Studien müssen hier noch erfolgen.

10.8 Behandlung der Tuberkulose

- Tuberkulose (TB) wird durch ein Bakterium verursacht. Normalerweise geschieht Ansteckung über die Lungen (durch Husten). Tuberkulose befällt vorrangig die **Lungen**, kann jedoch alle

In Afrika ist die Tuberkulose die häufigste opportunistische Erkrankung bei HIV-Infektion. HIV-Infizierte haben ein sehr viel höheres Risiko, an TB zu erkranken, dadurch breitet sich TB in Ländern mit hoher HIV-Prävalenz stark aus.

Tuberkulose ist heilbar. Sie wird mit einer Kombinationstherapie von mehrmonatiger Dauer behandelt. TB und HIV sollten in Kontrollprogrammen gemeinsam bekämpft werden.

Organe betreffen. Eine TB-Infektion kann „latent" sein, der/die Betroffene hat dann keine Symptome.

- Jährlich infizieren sich bis zu 10 Millionen Menschen mit TB und **2 Millionen** sterben daran.
- Ca. 10 % von allen TB-Infizierten entwickeln eine „aktive TB" in ihrem Leben, d. h. sie erkranken daran. Dieser Prozentsatz steigt jedoch durch HIV stark an, da Menschen mit HIV durch das geschwächte Immunsystem ein bis zu **50mal höheres Risiko für TB** haben. Hier beginnen die Bakterien sich zu vermehren und die Symptome Husten, Gewichtsverlust, Fieber u. a. treten auf. Antiretrovirale Behandlung von Aids-Patient/innen kann das TB-Risiko bis zu 90 % senken.
- Es wird geschätzt, dass ein Drittel der weltweit 40 Millionen Menschen mit HIV auch mit TB infiziert sind. TB ist oft die erste opportunistische Infektion bei HIV. TB und HIV beschleunigen gegenseitig den Krankheitsverlauf, und Menschen mit HIV sterben schneller, wenn sie auch mit TB infiziert sind. Die Hälfte der Aids-Patient/innen stirbt an TB. Die am meisten betroffene Region ist Afrika südlich der Sahara. In einigen Ländern sind bis zu **70 % aller Tuberkulosepatient/innen HIV-positiv**.
- Tuberkulose ist sehr viel **ansteckender als HIV**. Sie kann auch durch häuslichen Kontakt übertragen werden, da die Tuberkelbazillen beim Husten gestreut werden.
- Tuberkulose ist – im Gegensatz zu HIV – heilbar. Die Weltgesundheitsorganisation (WHO) empfiehlt die Behandlung von Tuberkulose nach dem **DOTS**-Schema (Directly observed treatment – short course).[60] DOTS benutzt eine Reihe von verschiedenen Antibiotika in Kombination, die über mehrere Monate eingenommen werden. Einige Bakterienstämme sind jedoch resistent gegenüber diesen Antibiotika geworden, so dass sie nicht mehr oder nur noch eingeschränkt wirken.
- **Resistente Bakterienstämme** können entstehen durch inkonsistente und inadäquate Behandlung (zu wenige Medikamente, Unterbrechung der Tabletteneinnahme, falsche Medikamente usw.) Die resistenten Bakterien sind schwieriger zu behandeln, die Behandlung ist teurer und die Erkrankung ist häufiger tödlich in ihrem Verlauf. HIV-Infizierte entwickeln wesentlich häufiger medikamentenresistente Formen der TB.
- Häufig sind Programme zur **Bekämpfung der TB und von HIV/Aids** leider noch immer „getrennt", obwohl eine Kooperation und Integration für die Bekämpfung der beiden Epidemien wünschenswert wäre.

60 DOTS beinhaltet: Mindestens 6-monatiger Kurs mit einer Kombination von Medikamenten, die unter Aufsicht eine/r Gesundheitsarbeiter/in oder eines Familienmitglieds eingenommen werden; Sicherstellung der Versorgung mit TB-Medikamenten; und politischer Wille zur Umsetzung.

- Weltweit sind die TB-Raten seit 1990 gesunken, mit der Ausnahme von Afrika, wo sich die Anzahl der Neuinfektionen durch die HIV-Epidemie **verdreifacht** hat, und Osteuropa, aufgrund hoher Raten von medikamentenresistenter TB. [61]

10.9 Behandlung von sexuell übertragbaren Erkrankungen

Sexuell übertragbare Krankheiten sind in armen Ländern weit verbreitet. Da sie das Risiko der HIV-Übertragung wesentlich erhöhen, hat die Behandlung von sexuell übertragbaren Krankheiten eine große Bedeutung in der HIV-Prävention.

- Im Vergleich zu den reichen Industrieländern haben die ärmeren Länder eine **höhere Rate** von sexuell übertragbaren Erkrankungen (Geschlechtskrankheiten), da durch die mangelnde Gesundheitsversorgung diese Erkrankungen unzureichend diagnostiziert und behandelt werden. Manche Studien sprechen von bis zu 50 % der Bevölkerung in einigen Regionen in Afrika, die eine nicht oder nicht-ausreichend behandelte sexuell übertragbare Erkrankung haben. Vor allem bei Frauen machen diese Infektionen häufig keine Symptome, werden also nicht entdeckt.
- Sexuell übertragbare Krankheiten, wie Syphilis, Gonorrhö, Herpes Simplex u. a., werden als Ko-faktoren in der HIV-Übertragung angesehen. Eine Infektion mit einer sexuell übertragbaren Erkrankung [62] **erhöht das Risiko** der HIV-Übertragung auf bis zu 30fach.
- Die frühzeitige Diagnose und Behandlung sexuell übertragbarer Erkrankungen hat eine wichtige Funktion in der HIV-Prävention, dies wird oft nicht angemessen berücksichtigt.

10.10 HIV-Übertragung im Gesundheitswesen

Da das Risiko der HIV-Übertragung bei einer HIV-infizierten Blutkonserve >90 % ist, hat die sichere Bluttransfusionspraxis in Gesundheitseinrichtungen eine entscheidende Bedeutung.

- Das Risiko, dass HIV bei einer Transfusion durch eine infizierte **Blutkonserve** übertragen wird, ist größer als 90 %, da das Virus bei dieser Art der Übertragung in großen Mengen direkt in die Blutbahn gelangt. Dem Testen von Blut und Blutprodukten in den **Gesundheitseinrichtungen** kommt daher eine große Bedeutung in der HIV-Prävention zu.
- Durch infiziertes Blut sind weltweit eine unbekannte Zahl von Menschen mit HIV infiziert worden. Betroffen sind vor allem Kinder und schwangere Frauen, die durch Malaria-bedingte Anämien **(Blutarmut)** Transfusionen erhalten.
- Alle Länder haben die Bedeutung des HIV-Testens von Blutkonserven erkannt. In manchen Ländern fehlen jedoch die **Kapazitäten**, um ein entsprechendes Screening in allen Gesundheitseinrichtungen durchzuführen.

---

61 WHO Report on Tuberculosis Control 2005.

62 Vor allem beim Vorliegen von ulzerativen Hautveränderungen.

- Trotz Testen der Blutkonserven besteht durch die „Fensterperiode“ immer noch ein geringes Risiko, dass das zu transfundierende Blut mit HIV infiziert ist[63]. Daher erhalten vielerorts Patient/innen nur noch eine Bluttransfusion, wenn sie ohne eine solche sterben würden. Diese Praxis bietet einen **zusätzlichen Schutz** vor der HIV-Infektion.

Die WHO schätzt, dass etwa 2,5 % aller HIV-Infektionen in Afrika südlich der Sahara durch Übertragung im Gesundheitswesen zustande kommen.

- Die WHO schätzt, dass etwa **2,5 % aller HIV-Infektionen** in Afrika südlich der Sahara durch Übertragung im Gesundheitswesen zustande kommen (mit HIV kontaminierte Injektionen, Transfusionen usw.)[64]. Das weist auf die Bedeutung der Bekämpfung der HIV-Übertragung durch entsprechendes Einhalten von hygienischen Vorschriften in den Gesundheitseinrichtungen hin.

63 Siehe Kap. Medizinische Grundlagen.

64 Durch nicht-sachgemäßes Sterilisieren von wiederverwendbaren Spritzen und durch Wiederverwenden von Einmalspritzen.

11 Impfstoff-Forschung

- Bis jetzt existiert kein wirksamer Impfstoff gegen HIV. **Erschwert wird die Forschung** aus mehreren Gründen, u. a. durch die sich schnell ändernde Struktur des Virus. Bei anderen Infektionskrankheiten stimuliert der Impfstoff die Immunantwort des Körpers, die diesen dann schützt. HIV hat jedoch die Eigenschaft, eben diese Immunantwort des Körpers außer Gefecht zu setzen.

Erschwert wird die Forschung durch die sich schnell ändernde Struktur des Virus und seine Eigenschaft, das für die Immunantwort zuständige Immunsystem anzugreifen.

- Außerdem enthalten die meisten Impfstoffe gegen andere Krankheitserreger diesen Krankheitserreger selbst, der jedoch „unschädlich" gemacht wurde. Bei HIV wirft dieser Ansatz jedoch enorme Probleme der Sicherheit auf, weil man auf keinen Fall die Gefahr eingehen möchte, dass eine Impfung die Krankheit selbst hervorruft.
- Ein Impfstoff sollte auch gegen alle **Subtypen** von HIV wirksam sein. Man weiß jedoch noch nicht, ob dies möglich sein wird oder ob verschiedene Impfstoffe für die verschiedenen Subtypen nötig sein werden.
- Eine ganze Reihe von potenziellen Impfstoffen befinden sich in der Phase der **Wirksamkeitsprüfung**. Das bedeutet, dass diese Impfstoffe bereits im Labor entwickelt und im Tierversuch erprobt wurden. Sie werden dann an einer begrenzten Zahl von Freiwilligen getestet (sog. Phase 1-Versuche). Hier wird zunächst die Sicherheit des potenziellen Impfstoffs getestet.
- Dann wird erforscht, ob sie beim Menschen den **erwünschten Effekt** erzielen, nämlich zur Bildung von Antikörpern und Abwehrzellen führen, die eine HIV-Infektion verhindern können. Diese Phase 2- Tests erfolgen an mehreren hundert Freiwilligen.
- Phase 3 involviert dann mehrere tausend Versuchspersonen, die mit dem Testimpfstoff geimpft und mit einer anderen Gruppe, die nur ein Placebo erhält, über mehrere Jahre verglichen werden. Sollte am Ende der Zeit die Infektionsrate in der Testgruppe wesentlich niedriger sein, könnte man von einer Wirksamkeit des Impfstoffs ausgehen. Für die gesamte Erprobung eines potenziellen Impfstoffes in den verschiedenen Phasen vergehen bis zu **5 Jahre**.

Impfstoffversuche involvieren mehrere tausend Versuchspersonen, die mit dem Testimpfstoff geimpft und mit einer anderen Gruppe, die nur ein Placebo erhält, über mehrere Jahre verglichen werden.

- Nur durch Phase 3-Versuche kann man herausfinden, ob ein potenzieller Impfstoff überhaupt wirksam ist. Sie werden in einer Bevölkerung durchgeführt, in der die HIV-Rate mehr als 1 % beträgt, um überhaupt eine Senkung der Neuinfektionen nachweisen zu können. Die **Hälfte der Versuchspersonen erhält den Impfstoff**, die andere Hälfte erhält ein Placebo. Alle erhalten entsprechende Beratung, wie sie eine HIV-Übertragung vermeiden können. Diese Beratung nicht zu gewähren, wäre unethisch, da sie die Probanden wissentlich dem Risiko der HIV-Infektion aussetzen würde. Trotzdem gibt es ein „Restrisiko“ der HIV-Infektion. Die tatsächlichen Neuinfektionen werden nach Ablauf des Versuchs in den beiden Versuchsgruppen gemessen und miteinander verglichen.

Strenge ethische Kriterien müssen an die Durchführung solcher Versuche gestellt werden. Die Versuchspersonen müssen die nötige Aufklärung erhalten; es darf auf keinen Fall irgendein Zwang ausgeübt werden, dass Menschen an einem Versuch teilnehmen.

- **Strenge ethische Kriterien** müssen an die Durchführung solcher Versuche gestellt werden. [65] Die Versuchspersonen müssen die nötige Aufklärung erhalten; es darf auf keinen Fall irgendein Zwang ausgeübt werden, dass Menschen an einem Versuch teilnehmen. Die Versuchsteilnehmer/innen müssen jederzeit ihre Versuchsteilnahme beenden können. Ethische Herausforderungen stellen sich verstärkt in den armen Ländern, da hier durch die Armut für viele Menschen eine Versuchsteilnahme „Vorteile“ bringt. Es hat in letzter Zeit eine verstärkte Sensibilisierung diesen Problemen gegenüber gegeben, die teilweise auch zum Abbruch von Versuchen geführt hat.
- Mehr als **30 verschiedene potenzielle Impfstoffe** sind bisher getestet worden. Die meisten Versuche wurden in den USA und Europa durchgeführt, in zunehmendem Maß auch in den Entwicklungsländern. Tests in den Entwicklungsländern durchzuführen ist u. a. wegen der unterschiedlich häufig vorkommenden Subtypen von HIV wichtig.
- Bislang sind aber nur zwei Phase 3-Versuche durchgeführt worden, in den USA bei Männern die Sex mit Männern haben und in Thailand bei Drogengebrauchern. [66] Die Versuche zeigten jedoch **keine Wirksamkeit des potenziellen Impfstoffs**. Derselbe potenzielle Impfstoff wird in einem 2003 in Thailand begonnenen Versuch verwandt, für den Ergebnisse in 2007 erwartet werden.
- Impfstoff-Forschung wird von öffentlichen Institutionen durchgeführt, aber auch privaten Firmen. Impfstoff-Forschung wurde bisher durch **geringe Anreize für die Industrie**, Geld in diesen Forschungsbereich zu investieren, behindert. Die Firmen wissen, dass der Impfstoff gerade dort benötigt wird, wo die Menschen am wenigsten Geld haben, ihn zu bezahlen.
- Zunehmend sind auch **Stiftungen**, wie die Bill Gates Stiftung, aktiv in der Unterstützung von Impfstoffinitiativen. Die International AIDS Vaccine Initiative (IAVI) hat zum Ziel, weltweit Impfstoff-Forschung zu fördern. 2004 wurde die Global HIV Vaccine Enterprise (durch die G8-Länder) gestartet. Sie will Koordination und Austausch zwischen den Forschern weltweit, sowohl im privaten als auch öffentlichen Sektor, fördern.
- Impfstoffentwicklung kann als ein „Kollektivgut“ **(global public good)** betrachtet werden, dessen Nutzung allen zugute kommt

65 Dies gilt für alle Forschungsbereiche, nicht nur für Impfstoff-Forschung.
66 Sie benutzten einen „rekombinanten gp 120 Impfstoff“.

und dass daher auch adäquat mit öffentlichen Mitteln gefördert werden sollte.

- Es ist zu erwarten, dass ein Impfstoff **nicht 100 %ig wirksam** sein wird. Daher wird er die HIV-Prävention durch andere Methoden nicht überflüssig machen.
- Selbst im besten Fall wird es **noch einige Jahre** dauern, bis ein Impfstoff auf den Markt kommt. Es mehren sich die Stimmen, die das Finden eines wirksamen Impfstoffs für grundsätzlich nicht erreichbar halten, wegen der Komplexität des Problems.
- Die bisherigen Impfstoffe für andere Krankheiten haben den armen Ländern oft erst **Jahre nach ihrer Entwicklung** zur Verfügung gestanden, wenn sie ihre Entstehungskosten in den reichen Ländern eingebracht hatten. Damit sich das nicht mit einem HIV-Impfstoff wiederholt, muss schon jetzt darauf hingearbeitet werden, dass ein Impfstoff dann auch den Menschen in den armen Ländern, die ihn brauchen, zur Verfügung stehen wird. Das betrifft Preise, Lizenzierungen, Kauf und Verteilung.

Ein Impfstoff wird nicht zu 100 % wirksam sein, wird also andere Präventionsmethoden nicht überflüssig machen. Außerdem werden auch im günstigsten Fall bis zur Einführung noch Jahre vergehen.

Es sollte schon jetzt darauf hingearbeitet werden, dass ein Impfstoff auch den Menschen in den armen Ländern, die ihn brauchen, zur Verfügung stehen wird.

12 Mutter-Kind-Übertragung von HIV

- Die Übertragung von der Mutter auf das Kind ist der Hauptinfektionsweg für Kinder weltweit.
- Zunehmend wird von der **Eltern-Kind-Übertragung** (parent-to-child transmission) statt Mutter-Kind-Übertragung von HIV gesprochen. Damit soll deutlich gemacht werden, dass nur der biologische Weg über die Mutter des Kindes erfolgt. Die Mutter hat ihre HIV-Infektion aber mit hoher Wahrscheinlichkeit von einem Mann (nicht unbedingt der Vater des Kindes). Es wird so die Rolle und Verantwortung der Männer in dieser Form der HIV-Übertragung betont, und es soll vermieden werden, dass es zu einseitigen Beschuldigungen der Frauen kommt.

Das Risiko der vertikalen Übertragung von HIV liegt in Afrika bei 25–45 %. Die Übertragung kann während der Schwangerschaft, der Geburt oder in der Stillzeit stattfinden.

- Das **Gesamtrisiko**, dass es (ohne Interventionen) zu einer HIV-Übertragung von einer HIV-positiven Mutter auf ihr Kind kommt, beträgt **25–45 %** [67]. Sie ist abhängig von der Ernährungssituation der Mutter, dem Stadium ihrer Erkrankung u. a.
- Die Übertragung kann zu **verschiedenen Zeitpunkten** stattfinden: Etwa die Hälfte erfolgt während Schwangerschaft und Geburt, die andere Hälfte während der Stillzeit. [68]
- An und für sich ist der Blutkreislauf der Mutter von dem des Feten getrennt und die Plazenta ist für das Virus undurchlässig. Allerdings kann es in zu einer Infektion **während der Schwangerschaft** kommen, wenn z. B. eine Infektion der Plazenta besteht. Ein größeres Risiko besteht unter der Entbindung, wenn das Neugeborene in direkten Kontakt mit Blut und Sekreten der Mutter kommt.
- Die ansonsten für die Entwicklung des Kindes so wichtige Stillzeit stellt ebenfalls ein Infektionsrisiko dar, da das Virus auch in die **Muttermilch** übertritt. Es wird insbesondere dann übertragen, wenn die Mutter unter einer Infektion der Brustdrüse leidet (Mastitis) oder wenn Schleimhautdefekte im Mund des Kindes auftreten. Je länger ein Kind gestillt wird, desto größer ist das Gesamtrisiko.

Reduzierung der Mutter-Kind-Übertragung bezieht sich auf eine Kombination von Maßnahmen, die dieses Risiko senken können.

- **„Reduzierung der Mutter-Kind-Übertragung"** bezieht sich auf eine Kombination von Maßnahmen, die dieses Risiko senken können:
  - Senkung des Infektionsrisikos durch **„primäre Prävention"**, also Verhinderung einer HIV-Infektion bei Frauen in der reproduktiven Phase und ihren männlichen Partnern;

---

67 Sog. vertikale oder perinatale Übertragung.

68 Newell 1998.

- **Vermeidung ungewollter Schwangerschaften** bei HIV-infizierten Frauen durch Zugang zu Beratung und Verhütungsmethoden;
- **Prävention der HIV-Übertragung** von der Mutter auf das Kind durch Medikamente;
- **Pflege, Behandlung** und Unterstützung für alle HIV-infizierten Frauen, ihre Kinder und Familien.

- Es geht hierbei **nicht um eine komplette Verhinderung** der Mutter-Kind-Übertragung, sondern um eine Senkung der Wahrscheinlichkeit und des Risikos. Daher werden auch bei erfolgreicher Anwendung von entsprechenden Programmen weiterhin HIV-positive Kinder geboren werden.
- Die Situation von HIV-infizierten schwangeren Frauen **unterscheidet sich erheblich** in armen Ländern und Industrieländern. HIV-positive Frauen in Industrieländern, die einer antiretroviralen Therapie bedürfen, erhalten diese grundsätzlich auch während der Schwangerschaft. Dadurch wird auch das Risiko der HIV-Übertragung auf das Kind gesenkt. Wenn für die Frau aufgrund ihres Krankheitsstadiums ARV-Behandlung nicht erforderlich ist, erhält sie **antiretrovirale Medikamente** in einer Dosierung, die nur die Übertragung auf das Kind reduziert. Durch eine **Kaiserschnittentbindung** wird das Risiko weiter gemindert, da hiermit der Kontakt des Kindes mit Blut der Mutter wesentlich reduziert wird. Schließlich wird statt Stillen Flaschennahrung gegeben, um das Risiko der Übertragung durch die Muttermilch zu vermeiden. Mit diesem Maßnahmenkatalog ist es gelungen, die Mutter-Kind-Übertragung in den reichen Ländern **auf unter 2 %** zu senken.
- In den armen Ländern stellt sich die Situation anders dar, trotz verstärkter Bemühungen in den letzten Jahren, die Mutter-Kind-Übertragung von HIV auch hier zu senken. In Afrika haben weniger als zehn Prozent aller Schwangeren **Zugang zu freiwilligen HIV-Tests und Beratung**; entsprechende antiretrovirale Medikamente stehen nicht in ausreichendem Maß zur Verfügung; es gibt kaum Kapazitäten, Kaiserschnitte durchzuführen; und schließlich ist Nicht-Stillen für die meisten Frauen keine Alternative, da Flaschennahrung entweder nicht verfügbar oder zu teuer ist, und das dafür benötigte Wasser häufig Krankheiten überträgt, die den Kindern schaden können.

ARV-Medikamente können das Risiko der HIV-Übertragung von der Mutter auf das Kind senken.

- Die **1998 von der WHO herausgegebenen Empfehlungen** sahen die Gabe der antiretroviralen Medikamente Zidovudin allein oder in Kombination mit Lamivudine (3TC) und Nevirapin vor. Das einfachste Medikamentenregime ist eine Einmaldosis Nevirapin beim Beginn der Wehen plus eine Einmaldosis für das Neugeborene.

Es wird zunehmend gefordert, dass auch für die Mütter selbst (und die übrige Familie) bei Bedarf antiretrovirale Therapie zur Verfügung steht. Die bisherige Praxis der Medikamentengabe nur zur Reduzierung der Übertragung auf das Kind lässt die HIV-Erkrankung der Mutter unbeeinflusst.

- Die Empfehlungen beruhten u. a. auf dem Hintergrund einer **Studie mit Nevirapin** in Uganda: bei einer unbehandelten Gruppe (also kein Medikament) lag das HIV-Infektionsrisiko der Kinder bei 26 %; in der behandelten Gruppe (also Gabe von Nevirapin) lag das Infektionsrisiko bei 13 %, das entspricht einer **Reduktion von 50 %**. [69]
- Seither sind eine Reihe von neuen Erkenntnissen gewonnen worden, vor allem im Hinblick auf **Wirksamkeit und Sicherheit** der Medikamente:
  - Eine **Kombinationsbehandlung** von Zidovudin plus Einmaldosis eines anderen Medikamentes (für Mutter und Kind) ist wirksamer als ein Regime mit nur einem Medikament. Hier wurde in kontrollierten Studien eine Senkung bis zu 2 % Wahrscheinlichkeit der Übertragung festgestellt. [70]
  - **Medikamentenresistenz** durch kurze Medikamentengabe (wie bei der Mutter-Kind-Übertragung) ist eine immer dringender gewordene Besorgnis. Vor allem Resistenzen gegen Nevirapin entwickeln sich rasch und können schon nach einer Einmaldosis auftreten. Das würde dann die spätere Gabe von Nevirapin unwirksam machen. Nevirapin ist jedoch ein Medikament, das weit verbreitet in der ARV-Behandlung ist.

HIV-infizierte Frauen, die entweder keine ARV-Therapie für die Behandlung ihrer eigenen HIV-Infektion benötigen oder die keinen Zugang zu ARV-Behandlung haben, sollten ARV-Prophylaxe zur Verhütung der Mutter-Kind-Übertragung erhalten.

  - Es gibt keine Studien, die die Sicherheit und Ungefährlichkeit der Dreifachkombinationen, wie sie in reichen Ländern angewandt werden, auch für arme Ländern zeigen, da hier eine **Überwachung der potenziellen Nebenwirkungen** usw. nicht immer gegeben ist.
- Aufgrund dieser Erkenntnisse und durch den erhöhten Zugang zu antiretroviralen Medikamenten in den armen Ländern hat die WHO ihre Empfehlungen im Jahr 2004 neu formuliert [71]:
  - Alle Frauen, die **antiretrovirale Behandlung** brauchen (zur Behandlung ihrer eigenen HIV-Infektion), sollten diese auch erhalten. Durch die Behandlung der HIV-Infektion der Mutter reduziert sich auch das Übertragungsrisiko für das Kind.
  - HIV-infizierte Frauen, die entweder keine ARV-Therapie für die Behandlung ihrer eigenen HIV-Infektion benötigen [72] oder die keinen Zugang zu ARV-Behandlung haben, sollten **ARV-Prophylaxe** zur Verhütung der Mutter-Kind-Übertragung erhalten. Dazu wird empfohlen: Zidovudin von der 28. Schwan-

---

69 Guay et al 1999. Bei der unbehandelten Gruppe waren also 26 von 100 Kindern infiziert, bei der behandelten Gruppe 13 von 100 Kindern.

70 Lallemant et al 2004.

71 WHO: Antiretroviral drugs for treating pregnant women and preventing HIV in children, 2004.

72 ARV-Behandlung wird erst im Stadium Aids und/oder bei einer CD 4-Zellzahl unter 200 gegeben.

gerschaftswoche plus eine Einmaldosis Nevirapin während der Wehen und eine Woche Nevirapin für das Neugeborene. Alternativ werden empfohlen: Zidovudin allein; oder kurze Gabe von Zidovudin + 3TC; oder Einmalgabe von Nevirapin.

- Bei Kombinationsbehandlungen muss Zidovudin von der 28. Schwangerschaftswoche an gegeben werden. Das macht die Durchführung entsprechender Programme wesentlich **komplexer** und für einige Länder daher nicht durchführbar. Unter diesen Umständen bleiben Einmaldosisregimes mit Nevirapin eine Alternative. D. h. die Bedenken wegen Resistenzen sollten nicht die Einführung von Programmen zur Reduzierung der Mutter-Kind-Übertragung (mit Einmaldosierungen) unterminieren. Programme sollten zwar so weit wie möglich komplexere Regimes durchführen. Wo dies nicht möglich ist, sollte jedoch die Einmalgabe von Nevirapin unternommen werden.

Dazu wird empfohlen: Zidovudin von der 28. Schwangerschaftswoche plus eine Einmaldosis Nevirapin während der Wehen und eine Woche Nevirapin für das Neugeborene. Alternativ: Zidovudin allein; oder kurze Gabe von Zidovudin + 3TC; oder Einmalgabe von Nevirapin.

- Da sich die Situation in diesem Bereich rasch ändert, ist zu erwarten, dass die Empfehlungen sich auch in Zukunft diesen Änderungen anpassen.
- Das Medikament **Nevirapin** ist vom Hersteller Boehringer/Ingelheim seit Juli 2001 für 5 Jahre kostenfrei an Entwicklungsländer für die Reduzierung der Mutter-zu-Kind-Übertragung abgegeben worden.[73] Bei der Verhinderung der Mutter-Kind Übertragung entstehen jedoch außer den Medikamentenkosten erhebliche **zusätzliche Kosten** durch HIV-Tests und Beratung der Schwangeren, die die betroffenen Länder nicht leicht aufbringen können. Hier liegt mit ein Grund, dass die Inanspruchnahme dieses Angebots durch die afrikanischen Länder hinter den Erwartungen zurückgeblieben ist.
- Es ist für eine Frau eine enorme **Belastung**, in der Schwangerschaft von ihrer HIV-Infektion zu erfahren und möglicherweise Ablehnung und Gewalt von Seiten ihres Partners zu erfahren. Auch dieses stellt ein Hindernis für die Inanspruchnahme der Medikamente zur Reduzierung der HIV-Übertragung auf das Kind dar.

Schwangere Frauen, die HIV-positiv sind, können erheblichen Belastungen und Traumata ausgesetzt sein. Sie müssen vor weiterer Stigmatisierung und Schuldzuweisung geschützt werden.

- Die Forderung nach **antiretroviraler Behandlung der Frauen**, also nicht nur zur Verhütung der Mutter-Kind-Übertragung[74] ergibt sich aus ethischen Überlegungen. Bei der Gabe von ARV nur zur Verhinderung der HIV-Übertragung auf das Kind bleibt die Erkrankung der Mutter unbehandelt und schreitet damit weiter fort. Damit wird die Frau irgendwann sterben und die vor der HIV-Infektion bewahrten Kinder werden zu Waisenkindern. In sog. **MTCT-Plus Programmen** wurde begonnen, ARV-Behand-

73 Die kostenlose Abgabe bezieht sich allerdings nicht auf die Verwendung in der antiretroviralen Therapie der Mütter und Kinder.

74 MTCT+ (mother-to-child transmission plus).

lung für die Mütter zu integrieren, und schließlich auch für die anderen Familienmitglieder, die sie benötigen.

- Der schützende Effekt der ARV-Prophylaxe ist jedoch vermindert, wenn das Kind durch das **Stillen weiterhin dem Risiko** der HIV-Übertragung ausgesetzt ist.[75]

Eine generelle Empfehlung zum Abstillen für alle HIV-positiven Mütter wird jedoch nicht gegeben, sondern nur, wenn Flaschennahrung eine wirkliche Alternative ist.

- Eine generelle Empfehlung zum Abstillen für alle HIV-positiven Mütter wird jedoch nicht gegeben. Muttermilch enthält alle wichtigen Stoffe, wie Vitamine, die das Kind braucht. Flaschennahrung hat weitere Nachteile: sie ist relativ teuer, und viele Frauen verfügen nicht über sauberes Trinkwasser und die notwendigen Informationen zum Herstellen der Flaschennahrung. Kinder, die nicht gestillt werden, haben ein **6fach höheres Risiko, an Durchfall und Atemwegserkrankungen** zu sterben als Kinder, die gestillt werden. Man möchte also vermeiden, dass es durch das Nicht-Stillen zu einer höheren Kindersterblichkeit kommt.
- Außerdem wird befürchtet, dass bei zu großer Propagierung des **Nicht-Stillens** sich diese Praxis auch für HIV-negative Mütter durchsetzt. Eine Rolle spielen in diesen Diskussionen auch die Hersteller von Babyersatznahrung, die an der Verteilung und dem Verkauf ihrer Produkte interessiert sind.

Die Alternative ist frühes Abstillen, spätestens nach dem 6. Lebensmonat. Außerdem sollte exklusives Stillen erfolgen, also ohne weitere Kost.

- Traditionell haben in Afrika alle Frauen gestillt, und diese Praxis ist auch heute noch, zumindest in ländlichen Gebieten, die Norm. Nicht-Stillen ist mit einem **Stigma** behaftet und setzt die Frauen häufig dem Verdacht aus, HIV-positiv zu sein. Viele HIV-positive Frauen entscheiden sich daher für Stillen.
- Es wird empfohlen, dass **HIV-infizierte Mütter nicht stillen**, wenn adäquate, finanzierbare und sichere Alternativen für die kindliche Ernährung zur Verfügung stehen, z. B. Flaschennahrung.

Für alle Frauen, die HIV-negativ sind oder ihren HIV-Status nicht kennen, gilt eine generelle Empfehlung zu stillen.

- Die Reduzierung der HIV-Übertragung durch das Stillen bleibt jedoch eine Herausforderung für Länder, in denen Flaschennahrung keine sichere Alternative darstellt. Das Risiko der HIV-Übertragung erhöht sich, je länger das Kind gestillt wird. Die Alternative ist **frühes Abstillen**, spätestens nach dem 6. Lebensmonat. Dieser Zeitraum kann nicht generell angegeben werden, sondern ist abhängig vom lokalen Kontext. Trotz möglicher HIV-Übertragung stellt das Stillen jedoch das kleinere Risiko für das Kind dar, wenn Flaschennahrung nicht praktikabel ist.
- Wenn die Frauen sich für das Stillen entscheiden, sollten sie **„exklusiv Stillen“**. Bei Gabe von anderer Kost (Tee, Brei usw.) erhöht sich das Risiko der HIV-Übertragung gegenüber beiden andern Alternativen (Nicht-Stillen und exklusives Stillen). Man führt das darauf zurück, dass durch das Essen die Darmflora

75 In bis zu 20 % der Fälle von Mutter-Kind-Übertragung kann die HIV-Übertragung durch das Stillen stattfinden.

des Kindes geschädigt wird, und so das Virus leichter in den Körper des Kindes übertreten kann. [76]

- Für alle Frauen, die HIV-negativ sind oder ihren HIV-Status nicht kennen, gilt eine generelle **Empfehlung zu stillen**.
- Es sollte unbedingt vermieden werden, dass es zu zusätzlichen **Schuldzuweisungen** an die Mutter kommt, so dass sie entweder beschuldigt wird, durch das Stillen HIV auf ihr Kind übertragen zu haben, oder beschuldigt wird, durch Nicht-Stillen den Tod des Kindes durch Mangelernährung herbeigeführt zu haben.

Wenn adäquate, finanzierbare, nachhaltige und sichere Alternativen zur Verfügung stehen, ist die Vermeidung des Stillens bei HIV-positiven Müttern zu empfehlen. Ansonsten wird das exklusive Stillen (also ohne Beinahrung) für die ersten Lebensmonate und ein relativ frühzeitiges Abstillen empfohlen.

76 Coutsodis et al 1999.

13 Pflege und Behandlung

13.1 Antiretrovirale Therapie

13.1.1 Zugang zu antiretroviraler Behandlung

In den ersten Jahren nach erfolgreicher Einführung der antiretroviralen Kombinationsbehandlung in den industrialisierten Ländern nach 1996 wurde der Zugang zu diesen Medikamenten für die armen Länder nicht als realistische Option betrachtet.

- In den ersten Jahren nach erfolgreicher Einführung der antiretroviralen Kombinationsbehandlung in den industrialisierten Ländern nach 1996 wurde der Zugang zu diesen Medikamenten für die armen Länder nicht als realistische Option betrachtet. Als wesentliche **Hinderungsgründe** galten hohe Preise der Medikamente, Patentschutz für die Markenmedikamente, mangelhafte Infrastruktur und mangelnde Ausbildung des medizinischen Personals in den betroffenen armen Ländern.[77]
- Die Forderung nach **Erhöhung des Zugangs** zu ARV für die HIV-infizierten Menschen in den Entwicklungsländern wurde jedoch immer deutlicher von Aids-Aktivist/innen, aber auch Wissenschaftler/innen und der Zivilgesellschaft erhoben. Angesichts 3 Millionen Aids-Toter jährlich in den armen Ländern, von denen die meisten durch ARV-Behandlung hätten gerettet werden können, sollten alle Länder in die Lage versetzt werden, ihren Bevölkerungen die notwendige Behandlung zukommen zu lassen.

Durch Druck der internationalen Öffentlichkeit und die Konkurrenz der Generikahersteller sanken die jährlichen Kosten für die als Einstiegskombination empfohlene Dreifachkombination.

- Durch Druck der internationalen Öffentlichkeit und die Konkurrenz der Generikahersteller[78] **sanken die jährlichen Kosten** für die als Einstiegskombination empfohlene Dreifachkombination von ARV-Medikamenten von 10.000 US$ im Jahr 2000 auf ca. 350 US$ im Jahr 2004.
- Eine Anzahl von Projekten zeigte, dass ARV-Behandlungsprogramme auch unter den Bedingungen eingeschränkter Ressourcen **erfolgreich durchführbar** sind. So begann die Organisation Ärzte ohne Grenzen in einigen Ländern mit „Pilotprojekten“, in denen sie Menschen mit ARV-Medikamenten behandelten. Ihre Ergebnisse waren klinisch (Besserung der Krankheitssymptome, Senkung der Sterblichkeit) und laborchemisch (Anstieg der CD4-Zellen und Abfall der Viruslast) mit denen in entsprechenden Programmen in den reichen Ländern vergleichbar[79]. Außerdem nahmen 95 % der Patienten und Patientinnen die Medika-

---

77 Antiretrovirale Medikamente sind spezifische Medikamente gegen Aids, die Leben verlängern; s. Kap. Medizinische Grundlagen.

78 Generika sind Nachahmerprodukte der Markenmedikamente.

79 Bis Anfang 2005 hat Ärzte ohne Grenzen 30.000 Patienten in 27 Ländern mit ARV behandelt.

mente in der erforderlichen Weise ein, das sind bessere Ergebnisse als in den reichen Ländern erzielt werden („Adhärenz“). [80]

- Die Diskussion um die mangelnden Ressourcen im Kampf gegen Aids und vor allem den mangelnden Zugang zu adäquater Behandlung weitete sich aus. Die WHO nahm wesentliche ARV-Medikamente in die **„Liste der Essenziellen Medikamente“** auf. 2002 begann der Globale Fonds zur Bekämpfung von AIDS, Tuberkulose und Malaria mit der Ressourcenmobilisierung für die Bekämpfung der HIV/Aids-Epidemie.
- Zudem gab es positive Erfahrungen mit nationalen ARV-Programmen auch in ärmeren Ländern. **Brasilien** hatte seit 1996 den universellen und freien Zugang zu ARV-Behandlung festgeschrieben und es damit geschafft, die Kosten für die Folgen der Epidemie erheblich zu senken. Brasilien hatte Generika selbst kostengünstig herstellen können.

Brasilien hat erfolgreich den Zugang für alle HIV-Infizierten zu ARV-Behandlung in die Tat umgesetzt.

- Argentinien, Costa Rica, Kuba und Uruguay haben staatliche Programme, die **freien universellen Zugang** zu ARV-Behandlung vorsehen. Die Preise der Medikamente sind in den einzelnen Ländern sehr unterschiedlich, und damit variiert auch der tatsächliche Zugang zu den Medikamenten.
- Ende 2003 **benötigten ca. 6 Millionen Menschen** aufgrund einer fortgeschrittenen HIV-Infektion Behandlung mit ARV-Medikamenten, aber nur 400.000 erhielten sie. Von diesen entfielen der größte Teil auf Länder mit mittlerem Einkommen, wie Brasilien. In Afrika südlich der Sahara hatten **weniger als 5 %** der Menschen Zugang zur Therapie.
- Als erstes afrikanisches Land begann **Botswana** Anfang 2002 mit der Durchführung eines Programms, das ARV für alle HIV-Infizierten vorsieht. Ende 2004 erhielten 40 % aller Aids-Kranken die Therapien. 2003 erklärte die Regierung von Südafrika, ARV durch das öffentliche Gesundheitswesen zur Verfügung stellen zu wollen. Die tatsächliche Umsetzung dieser Programme geschieht relativ zögerlich u. a. durch die Anforderungen an Ausbildung des Gesundheitspersonals und Bildung von Infrastruktur.

Botswana führt seit Januar 2002 als erstes afrikanisches Land ein Programm durch, das (langfristig) die Behandlung aller HIV-Infizierten mit ARV zum Ziel hat.

- In **Kenia** haben religiöse Gemeinschaften und andere NROs Ärzte/Ärztinnen und Krankenpflegepersonal in ARV-Therapie ausgebildet. Missionskrankenhäuser sind federführend in der Umsetzung der ARV-Behandlung.
- Im **südlichen Afrika** haben eine Reihe von großen multinationalen Firmen (wie AngloGold, De Beers, Debswana und Heineken) damit begonnen bzw. ihren Willen bekundet, antiretrovirale Behandlung für ihre Arbeiter (und deren Familien) zur Verfügung zu stellen.

---

80 Adhärenz ist ein Maß dafür, wie regelrecht Medikamente eingenommen werden.

- Viele Länder haben durch den Globalen Fonds Mittel für die Durchführung von ARV-Programmen erhalten, z. B. Sambia und Tansania.

Für die erfolgreiche Durchführung von ARV-Programmen ist eine standardisierte Therapie nötig, die die Behandlung vereinfacht, ohne aber die in den reichen Ländern geltenden medizinischen Standards zu missachten.

- Für die erfolgreiche Durchführung von ARV-Programmen in den Entwicklungsländern ist eine Standardisierung nötig, die die Behandlung vereinfacht, ohne aber die in den reichen Ländern geltenden medizinischen Standards zu missachten. Dazu tragen von der WHO herausgegebene Empfehlungen für den **korrekten Einsatz** der Medikamente unter eingeschränkten Ressource-Bedingungen und eine **Qualitätsüberprüfung** der entsprechenden Marken- und generischen Medikamente bei. [81] In ihren Empfehlungen sagt die WHO, dass ARV auf jeden Fall im Stadium von Aids und/oder bei einer CD4-Zellzahl unter 200/μl gegeben werden sollen. In den reichen Ländern gehört zur Therapieüberwachung die Laborbestimmung der **CD4-Zellen** und der **Viruslast**, die ein Maß für die Anzahl von Viren im Blut ist. [82] Die WHO empfiehlt, dass diese Messungen so weit wie möglich auch unter eingeschränkten Ressourcebedingungen durchgeführt werden sollten. Jedoch sollte der Mangel an entsprechenden Ressourcen nicht die Einführung von ARV-Therapie-Programmen behindern. WHO gibt auch Anleitungen (Toolkits) zur Durchführung der ARV-Programme heraus. [83]
- „Ärzte ohne Grenzen" geben eine Liste heraus, die die **Preisvielfalt** bei ARV-Medikamenten zu entwirren sucht, und damit Organisationen in der günstigen Beschaffung der Medikamente helfen soll. [84]
- Das **Ecumenical Pharmaceutical Network** (Ökumenisches Pharmazeutisches Netzwerk) operiert in vielen Ländern in Europa und Afrika. Es hilft bei der Beschaffung von kostengünstigen und qualitätsgeprüften Medikamenten und stärkt im Bereich HIV/Aids die Kapazitäten der Kirchen und ihrer Gesundheitseinrichtungen. Dies geschieht durch Vernetzung, in enger Zusammenarbeit mit der WHO und anderen Partnern. [85]

2003 erklärte die WHO HIV/Aids zu einem „globalen Gesundheits-Notstand" und startete die Initiative „Behandlung von 3 Millionen Aids-Kranken bis Ende 2005", kurz „3x5".

- 2003 erklärte die WHO HIV/Aids zu einem **„globalen Gesundheits-Notstand"** und startete die Initiative „Behandlung von 3 Millionen Aids-Kranken bis Ende 2005", kurz „3x5". [86] ARV-Behandlung für 3 Millionen Menschen (von insgesamt 6 Millionen Therapie-Bedürftigen) erschien ein realistisches Ziel bis 2005. Das letztendliche Ziel bleibt jedoch die Behandlung von allen HIV-Kranken, die der Therapie bedürfen (universeller Zugang).

---

81 WHO 2005. AIDS Medicins and Diagnostics Service.
82 CD4-Zellen messen den Zustand des Immunsystems, die Viruslast misst die Anzahl der Viren im Blut; s. Kap. Medizinische Grundlagen.
83 WHO 2005. ARV Toolkit.
84 Medecins sans Frontieres 2005. Untangling the web of price reductions.
85 Ecumenical Pharmaceutical Network 2005.
86 WHO 2005. The 3x5 Initiative.

- Zu den wesentlichen Bausteinen von **„3x5“** gehören: die Mobilisierung von Ressourcen, z. B. durch den Globalen Fonds[87]; Bereitstellung von Experten und Expertinnen in den entsprechenden Ländern; Dokumentation der Ergebnisse; Veröffentlichung von ethischen und anderen Leitlinien und Koordination, u. a. in der Beschaffung von erschwinglichen und hochwertigen Medikamenten.
- Halbjährlich wird ein Bericht über den Fortschritt der Initiative („Progress Report“) veröffentlicht. Im Bericht vom Dezember 2004 weist WHO darauf hin, dass das Ziel von **700.000 Behandelten** bis Ende 2004 erreicht werden konnte. Allein in Afrika hat sich die Anzahl der Menschen unter Behandlung auf 300.000 erhöht, damit ist hier der relativ größte Fortschritt zu verzeichnen gewesen.
- Die Umsetzung in den ersten Monaten hatte sich als schwieriger als erwartet erwiesen, weil Gelder nicht wie zugesagt bereitgestellt wurden, und weil die Herstellung von **Infrastruktur und Ausbildung** der Mitarbeitenden im Gesundheitswesen riesige Herausforderungen stellt. Jedoch kann nur der Zugang zu Behandlung die verheerenden Folgen von HIV/Aids vermindern.
- Der erhöhte Zugang zu lebensverlängernden antiretroviralen Medikamenten hat **positive Auswirkungen** für die betroffenen HIV-Infizierten, ihre Familien und ganze Gesellschaften: Reduzierung der Aids-bedingten Todesfälle und opportunistischen Erkrankungen, Senkung des Zeit- und Kostenaufwandes für Beerdigungen und Krankenpflege, Erhaltung der Arbeitskraft, Erhöhung der Ernährungssicherheit usw. Damit können potenziell alle verheerenden Folgen der Epidemie, wie soziale Instabilität, Verelendung usw., verhindert oder gemildert werden.

Erhöhter Zugang zu ARV kann Todesraten und HIV-Begleiterkrankungen senken und damit die ökonomischen und sozialen Auswirkungen der Epidemie mildern. Auch eine präventive Wirkung ist zu erwarten, durch Reduzierung des Stigmas und Erhöhung der Bereitschaft zum HIV-Testen.

- Wenn Eltern Behandlung erhalten und nicht mehr an Aids sterben, werden Kinder nicht mehr zu Waisenkindern.
- Behandlung mit ARV kann auch eine Verminderung der HIV-Ausbreitung bewirken. Durch das Wissen um die Möglichkeit der Behandelbarkeit der Erkrankung entsteht die **Bereitschaft zum HIV-Testen**. Ähnlich, wie es bei Tuberkulose und Lepra der Fall war, ist zu erwarten, dass durch die Behandelbarkeit die Erkrankung zu einer „normalen“ Erkrankung wird und sich das Stigma reduziert.
- Schließlich sinkt durch die Behandlung auch die Viruslast im Blut und damit die Wahrscheinlichkeit der Übertragung (Infektiosität) von einem HIV-infizierten Menschen auf einen anderen.

---

87 Die WHO ist eine Organisation, die technische Beratung durchführt, und verfügt nicht über die finanziellen Ressourcen für eigene Behandlungsprogramme.

13.1.2 Herausforderungen

Um den Anforderungen der Therapieprogramme genügen zu können, muss das Gesundheitswesen in den betroffenen Ländern mit erheblich mehr Ressourcen ausgestattet werden. Dazu gehört die Ausbildung und Erhaltung von qualifiziertem Personal und Infrastruktur.

- Es bleiben jedoch kritische Punkte bezüglich des mittel- und langfristigen Erfolges der 3x5-Initiative und des Zugangs zu Behandlung allgemein. So müssen vor allem die erforderlichen **finanziellen Mittel** bereitgestellt werden.
- Die **Medikamentenpreise** sind ungeachtet der seit dem Jahr 2000 erreichten Preisreduzierungen immer noch ein Hindernis. Die Preise pro Jahr für eine Dreifachkombination liegen Anfang 2005 bei 300 US$ pro Patient/in, es werden jedoch niedrigere Preise bis zu 50–200 US$ angestrebt. Die Clinton-Stiftung hat Preise bis zu 140 US$ für einige Länder mit bestimmten Generika-Produzenten ausgehandelt. Die Umsetzung muss jedoch vor Ort in den Ländern geschehen, und die Hindernisse zu einer konkreten Umsetzung sind oft sehr hoch.
- Die Preise für die **Folgetherapie (Second line therapy)** liegen bis zu 10fach höher. Hier liegen Probleme für die Zukunft, da durch die zunehmende Zahl der Patient/innen und Medikamenten-Resistenzen die Bedeutung von Folgetherapie-Medikamenten zunehmen wird. [88]
- Um den Anforderungen der Therapieprogramme genügen zu können, muss das **Gesundheitswesen** in den betroffenen Ländern mit erheblich mehr Ressourcen ausgestattet werden. Dazu gehört wesentlich die Ausbildung und Erhaltung von qualifiziertem Personal. Die jahrelange Unterfinanzierung, Abwanderung von Fachkräften (brain drain) und die Folgen von HIV/Aids haben zu einem gravierenden **Mangel an Mitarbeitenden** und Infrastruktur geführt. WHO veranschlagt für das Erreichen der 3x5-Ziele zusätzliche 100.000 Mitarbeitende im Gesundheitswesen, von Fachärzt/innen bis zu Gesundheitshelfern und -helferinnen.
- Eine solche bessere Ausstattung käme dann jedoch nicht nur der Bekämpfung von HIV/Aids zugute, sondern brächte erhebliche **Vorteile** für das Gesundheitswesen und die Entwicklung eines Landes insgesamt.

Der Zugang zu ARV von Frauen und anderen benachteiligten Gruppen (ethnische Minderheiten, ländliche Bevölkerung usw.) sollte überwacht und gefördert werden, um nicht Benachteiligungen zu schaffen.

- In den bisherigen Projekten hat der **Zugang von Frauen** zu ARV-Behandlung ähnlich schnell zugenommen wie der von Männern. Jedoch zeigen Erfahrungen aus anderen Bereichen, dass Frauen allgemein weniger Zugang zu Gesundheitsversorgung haben. Daher sollte der Zugang von Frauen und anderen benachteiligten Gruppen (ethnische Minderheiten, ländliche Bevölkerung usw.) entsprechend überwacht und wenn nötig gefördert werden, um nicht Benachteiligungen zu schaffen.
- Kinder machen ein Sechstel der Aids-Sterbefälle aus. Sie sind jedoch bisher in der ARV-Behandlung in den armen Ländern noch relativ vernachlässigt. Dazu tragen ungenügende Verfüg-

88 Folgetherapie wird eingesetzt, wenn die Medikamente der Einstiegstherapie nicht wirken oder Nebenwirkungen haben.

barkeit und hohe Preise von **kindergerechten Dosierungen** und Darreichungen von ARV-Medikamenten wesentlich bei.

- Die Erfahrung zeigt, dass Therapieabbrüche meistens dann auftreten, wenn der Eigenanteil nicht bezahlt werden kann. Hier sind vor allem Frauen gefährdet, da sie weniger über Ausgaben bestimmen können. ARV-Behandlung sollte **kostenfrei** sein, um nicht den Bedürftigen den Zugang zu versperren.[89]

ARV-Behandlung sollte kostenfrei sein, um nicht den Bedürftigen den Zugang zu versperren.

- Die bisherigen Erfahrungen haben gezeigt, dass die Ausweitung des Zugangs zu Behandlung die **Nachfrage nach HIV-Tests** erheblich steigen lässt. Durch die klinische Besserung der Patienten und Patientinnen, die oft einer „Gesundung" unter Wiederherstellung der Arbeitskraft und Teilnahme am sozialen Leben gleichkommt, bedeutet die Diagnose HIV kein „Todesurteil" mehr. Damit reduziert sich das mit HIV/Aids verbundene Stigma. Hier liegt ein erhebliches Potenzial für eine **nachhaltige Prävention** von HIV-Infektionen und damit Eindämmen der Epidemie.
- Unabdingbar für diesen Prozess und somit für den Erfolg von ARV-Programmen ist die **aktive Beteiligung der Zivilgesellschaft** (Gemeinden, Kirchen, Graswurzelgruppen). Patientinnen und Patienten brauchen Unterstützung in der Medikamenteneinnahme, da sie täglich und lebenslang erfolgen muss.
- Die meisten Aids-Interventionen in den armen Ländern haben bisher fast ausschließlich Information über HIV-Prävention vermittelt. Es ist jedoch notwendig, alle potenziell bestehenden Behandlungsmöglichkeiten zu besprechen, einschließlich antiretroviraler Behandlung.

HIV/Aids-Programme sollten über antiretrovirale Behandlung informieren.

- Einige Programme haben die Konsequenzen hieraus gezogen und führen **„Treatment Literacy"** durch. Sie informieren über die medizinischen Grundlagen der ARV-Behandlung und über die Relevanz der sozialen Unterstützung für die Betroffenen und der akkuraten Medikamenteneinnahme. Außerdem wird darauf hingewiesen, dass die ARV-Behandlung keine Heilung der HIV-Infektion bedingt. Damit soll erreicht werden, dass die Betroffenen auch während der Medikamenteneinnahme den Prinzipien von „safer sex" bzw. Abstinenz folgen. Den Kirchen und anderen Organisationen vor Ort kommt hier eine wichtige Rolle zu in der Unterstützung der Menschen in der Therapie.
- Es gibt einige Studien, die auf ein Ansteigen der Neuinfektionen durch erhöhtes Risikoverhalten (Reduzierung von safer sex) nach Einführung von ARV-Behandlung hinweisen. Jedoch wurden diese Ergebnisse in Bevölkerungsgruppen von homosexuellen Männern in den industrialisierten Ländern gewonnen. Nicht alle Studien zeigen diese Ergebnisse, und es nicht klar, ob Ähnliches auch in einer heterosexuellen Bevölkerung zu beobachten ist. Letztlich kann nicht mit dem Hinweis auf **eventuell erhöhtes**

Den Kirchen und anderen Organisationen vor Ort kommt eine wichtige Funktion zu in der Unterstützung der Menschen in der Therapie.

89 Dies gilt generell für medizinische Grundversorgung.

Risikoverhalten ganzen Bevölkerungen eine lebenserhaltende Therapie vorenthalten werden.

- Durch entsprechende Aufklärung wird auch der Verbreitung von **medikamenten-resistenten Stämmen** von HIV vorgebeugt. In Industrieländern, wo die meisten Erfahrungen mit ARV-Therapien bestehen, wird vom Auftreten von Resistenzen berichtet. Bisherige Erfahrungen in den Ressource-armen Ländern zeigen jedoch kein höheres Auftreten von Resistenzen im Vergleich zu reichen Ländern.
- Trotzdem ist hier entsprechende Vorbeugung wichtig, da das großflächige Auftreten von Resistenzen ganze Behandlungsprogramme gefährden könnte. WHO arbeitet am Aufbau entsprechender Systeme zur Überwachung der Resistenzsituation.

Wichtig für den Erfolg von ARV-Therapie sind gut geplante und auf einander abgestimmte Behandlungsprogramme.

- Ein wichtiger Faktor zur Verhinderung von Resistenzen sind **gut geplante und auf einander abgestimmte Behandlungsprogramme**. Auch hier werden noch entsprechende Maßnahmen zu ergreifen sein, da die bisher begonnenen Behandlungsprogramme vielerorts isoliert voneinander arbeiten, häufig weil sie sich aus verschiedenen Finanzierungsquellen speisen.
- Die beste Methode zur Verhinderung von Resistenzen ist also die **schnellstmögliche Ausweitung von ARV-Behandlung** mit entsprechender Information und Unterstützung für die Betroffenen. Damit wird auch verhindert, dass Menschen ARV-Medikamente aus dubiosen Quellen beziehen und dann ungeordnet und nicht den medizinischen Regeln entsprechend einnehmen.

Das TRIPS-Abkommen gewährt Paptentschutz für neu entwickelte Medikamente für 20 Jahre.

- Für den Zugang zu ARV-Behandlung werden auch in Zukunft internationale Handelsabkommen und die Politik der reichen Länder eine entscheidende Rolle spielen. Das **TRIPS-Abkommen**[90] der Welthandelsorganisation (WTO) gewährt Patentschutz für neu entwickelte Medikamente für 20 Jahre. Dadurch werden Preise künstlich hochgehalten, da Konkurrenz durch andere Firmen, die **billigere Nachahmerprodukte (Generika)** herstellen könnten, verhindert wird.
- Das Patentsystem ist gedacht als ein **Anreiz für Innovationen**, da Firmen die für die Entwicklung und Forschung nötigen Investitionen über das Monopol der Preisgestaltung wieder erlangen können. Eine Konsequenz ist allerdings, dass die Forschung Produkte bevorzugt, die einen hohen Gewinn versprechen. Z. B. waren von den in den letzten 25 Jahren neu entwickelten Medikamenten nur 1 % für tropische Krankheiten. Krankheit und Tod hiervon betreffen Millionen von Menschen jährlich, da sie jedoch überwiegend in den Entwicklungsländern vorkommen, stellen sie keinen profitablen Markt dar.[91]

---

90 Trade Related Aspects of Intellectual Property Rights, WTO 1994.
91 Medecins Sans Frontieres (MSF) 2005.

- Das TRIPS-Abkommen kennt allerdings Sicherheitsmechanismen oder **Ausnahmeregeln (Safeguards)**. Hierdurch kann eine Regierung einen „Notstand der öffentlichen Gesundheitsversorgung" erklären. Sie kann dann sog. Zwangslizenzen an lokale Firmen erteilen, wodurch diese autorisiert werden, die entsprechenden Medikamente als Generika herzustellen, also ohne Einwilligung des Patenthalters.
- Im November 2001 hat die WTO in Doha eine Erklärung abgegeben („Doha Declaration"), die diese Flexibilität von Regierungen unterstreicht: das TRIPS-Abkommen kann und muss so interpretiert werden, dass es den **Zugang zu Gesundheitsversorgung nicht beeinträchtigen** darf und dass Länder selbst definieren können, wie sie die Sicherheitsmechanismen des Abkommens anwenden wollen. [92]
- In einem viel beachteten Fall im Jahr 2001 klagten multinationale Pharmafirmen gegen die **südafrikanische Regierung** auf Unterlassung eines Gesetzes, das die Herstellung von Generika in Südafrika unter den Ausnahmebestimmungen des TRIPS-Abkommens erlaubt. Die Klage wurde schließlich wegen internationalem Protest zurückgezogen.
- Zwangslizenzen haben bisher jedoch noch nicht die erhoffte Anwendung gefunden. Dafür wird u. a. eine **politische Einflussnahme** von Regierungen der reichen Länder und von multinationalen pharmazeutischen Firmen auf Entwicklungsländer verantwortlich gemacht. Zudem wurden in Folgetreffen nach der Doha-Erklärung neuerliche Hindernisse seitens der reichen Länder errichtet.
- Die bilateralen und regionalen „Freihandelsabkommen", die die US-Regierung mit anderen Staaten aushandelt, enthalten häufig Bestimmungen, die die TRIPS-Regeln noch verschärfen, sog. **„TRIPS-Plus"-Regeln**. Sie beinhalten z. B. längere Patentzeiten als 20 Jahre und Einschränkungen der Möglichkeiten von Zwangslizenzen.
- Das Instrument „Zwangslizenz" berechtigt zunächst nur zur Herstellung von Generika für den **Verbrauch im eigenen Land**. Ein weiteres Problem ist daher der Zugang zu ARV in den Ländern, die **über keine eigenen Kapazitäten der Generika-Produktion** verfügen. In ihrer „30.-August-Entscheidung" 2003 einigte sich die WTO darauf, dass Ausnahmeregelungen für diese Exportbeschränkungen gemacht werden können, so dass Medikamente für HIV/Aids und andere Erkrankungen über Zwangslizenzen an andere Länder mit unzureichender eigener Herstellungskapazität ausgeführt werden können. Allerdings beinhaltet diese Regelung sehr viele bürokratische Hürden, so dass sie in der Praxis schwer anzuwenden ist.

Das TRIPS-Abkommen kennt allerdings Sicherheitsmechanismen oder Ausnahmeregeln (Safeguards). Hierdurch kann eine Regierung einen „Notstand der öffentlichen Gesundheitsversorgung" erklären. Sie kann dann sog. Zwangslizenzen an lokale Firmen erteilen.

Es gibt Widerstand gegen die Anwendung der TRIPS-Ausnahmeregeln von Seiten der Regierungen der reichen Länder und der pharmazeutischen Konzerne.

92 WTO 2001.

Ab dem Jahr 2005 müssen Länder wie Indien, die über Kapazitäten der Generika-Produktion verfügen, voll mit dem TRIPS-Abkommen übereinstimmen. Dies wirft erhebliche Probleme für die Verfügbarkeit von Generika auf.

- Ab dem Jahr 2005 müssen Länder wie Indien, die über Kapazitäten der Generika-Produktion verfügen, **voll mit dem TRIPS-Abkommen übereinstimmen.** [93] Bislang hat Indien ARV-Generika zu niedrigen Preisen in andere Länder exportiert und damit die Verfügbarkeit von ARV in vielen afrikanischen Ländern erhöht. [94] Die indische Regierung hat Anfang 2005 eine Gesetzgebung initiiert, die noch über die von TRIPS geforderten Regeln hinausgeht. Sie sieht u.a. vor, dass indische Generika-Produzenten hohe Summen an die Patenthalter zahlen müssen („Royalties"), wenn sie Generika herstellen wollen. Diese Regelung würde die zukünftige Produktion und Verfügbarkeit von neuen ARV erheblich einschränken.
- Eine Reihe von afrikanischen Ländern hat begonnen oder plant, eine **eigene Produktion für die Herstellung von Generika** zu schaffen. Hier sollten die reichen industrialisierten Länder den notwendigen Wissens- und Technologietransfer herstellen. Brasilien hilft auf diese Weise einigen Ländern, wie Mozambique.
- **Generikapreise** liegen keineswegs immer unter den Preisen für Markenmedikamente. Daher müssen außer der Generika-Produktion weitere Wege verfolgt werden, den Zugang zu ARV in armen Ländern nachhaltig zu erhöhen.

Eine Forderung an die pharmazeutischen Hersteller ist, in den armen Länder ihre Patentrechte nicht durch zu setzen.

- Eine Forderung an die pharmazeutischen Hersteller ist, in den armen Länder ihre Patentrechte nicht durchzusetzen. Weitere Optionen sind **„freiwillige Lizenzen"**, d.h. Lizenzen zur Generika-Produktion, die „freiwillig" von Markenherstellern an andere Firmen abgegeben werden und unterschiedliche Preisfestsetzungen für arme und reiche Länder (differential pricing).
- Die zur Verfügung stehenden Medikamentenregimes sind zwar schon vereinfacht worden. Angestrebt werden jedoch Tablettenkombinationen von den drei Medikamenten, die jeweils zusammen eingenommen werden müssen. Diese **Fixed-Dose-Combinations** scheiterten in der Vergangenheit an den Patenten, die von verschiedenen Firmen gehalten wurden. Teilweise werden jetzt auch Generika in dieser Form hergestellt. Sie würden die Tabletteneinnahme erleichtern und damit die „Adhärenz" (regelrechte Einnahme) fördern, die Kosten senken, Lagerung vereinfachen usw.
- Anzustreben sind auch **Kinder-gerechte Dosierungen** und Darreichungsformen, da die Medikamente für Erwachsene nicht einfach auf Kinder übertragen werden können.
- **Zivilgesellschaftliche Organisationen** stellen fest, dass in der öffentlichen Diskussion der Eindruck vermittelt wird, als seien

---

93 Die ärmsten Länder (least developed countries) müssen erst 2016 das TRIPS-Abkommen umsetzen.

94 Die Hälfte der 700.000 Menschen in armen Ländern, die Anfang 2005 ARV bekamen, erhielten sie durch indische Generika-Produzenten.

die Probleme des Zugangs zu ARV gelöst. Dies ist jedoch nicht der Fall: Die bisherigen Regelungen sind in der Praxis nicht anwendbar, sie begünstigen die pharmazeutischen Markenhersteller und reichen bei Weitem nicht aus, nachhaltig den Zugang der armen Länder zu ARV und anderen lebensnotwendigen Medikamenten zu garantieren.

- Die Zivilgesellschaft fordert daher, das TRIPS-Abkommen zu reformulieren bzw. die **entsprechenden Flexibilitäten des Gesetzes** entsprechend zu nutzen, um den Zugang zu Medikamenten für die armen Länder zu garantieren.

Internationales Handels- und Patentrecht sollte im Einklang stehen mit Menschenrechtsabkommen und sollte Menschenrechte, wie hier das Recht auf Gesundheit, nicht verletzen.

- Einigkeit sollte zumindest darin zu erzielen sein, dass internationales Handels- und Patentrecht im Einklang stehen sollte mit **Menschenrechtsabkommen**, und dass es Menschenrechte, wie hier das Recht auf Gesundheit, nicht verletzen darf.

13.2 Umfassende Pflege und Behandlung

- Ohne adäquate Therapie dauern die chronischen Erkrankungen und das Sterben an HIV/Aids oft Jahre. Dabei nehmen die **Krankheitsepisoden** an Häufigkeit und Schwere zu, bedingt durch den fortschreitenden Zusammenbruch des Immunsystems. Die Erkrankten haben oft gleichzeitig mehrere Symptome oder Krankheiten, wie etwa chronischen Husten und Atemnot, Durchfall, Erbrechen und Schmerzen. Es kommt zu einem allgemeinen Kräfteverfall und Perioden der Bettlägerigkeit. Dazu kommt auch das Bewusstsein des **unabänderlichen Todes** und die Sorge um das Schicksal der zurückbleibenden Familie.

Die Behandlung mit ARV muss im Rahmen einer umfassenden Versorgung von HIV-infizierten Menschen gewährleistet sein.

- Der Erhöhung des Zugangs zu ARV kommt zwar eine entscheidende, aber keineswegs die alleinige Bedeutung zu: Notwendig ist die **soziale, medizinische, materielle, pflegerische und spirituelle** Versorgung aller Menschen, die mit HIV leben und davon betroffen sind. Diese umfasst auch die Behandlung von opportunistischen Erkrankungen, palliative Behandlung, soziale Unterstützung, ausreichende Nahrung, Beratung usw.
- Für alle Menschen ist eine ausreichende und ausgewogene **Ernährung** wichtig. Gute Ernährung und sauberes Wasser unterstützen die Wirkung der ARV-Therapie bei Menschen mit HIV/Aids. Nahrungsergänzungen, wie z.B. Vitamine, sind wichtig, können jedoch kein Ersatz für eine gute Ernährung oder für die antiretrovirale Therapie sein.
- Medizinische Behandlung und Pflege von HIV/Aids beinhalten in den armen Ländern im Prinzip die gleichen Komponenten wie in den reichen Ländern, da die Erkrankung sich (in medizinischer Hinsicht) nicht unterscheidet. Ein tatsächlicher Unterschied liegt jedoch im mangelhaften Zugang der meisten Menschen in den ar-

men Ländern zu Behandlung und Unterstützung, so dass die Erkrankung für die Einzelnen **wesentlich schwerwiegender** wird.

- Für den einzelnen Menschen ist die Verhütung der HIV-Erkrankung immer der Behandlung vorzuziehen. Wenn aber eine Infektion oder Erkrankung eingetreten ist, müssen, aus **ethischen Gründen**, auch Pflege und Behandlung gewährt werden.

13.3 Häusliche Krankenpflege (Home Based Care)

- In vielen Ländern gibt es häusliche Krankenpflege für chronisch kranke Menschen mit HIV, die oft von den Kirchen getragen wird. Sie strebt eine umfassende Versorgung an: **Hilfe bei der Pflege** für die Familienangehörigen, Hilfe bei der Hausarbeit, materielle Hilfe (z. B. mit Nahrungsmitteln), Austeilen von Medikamenten. Oft haben Projekte neben der Pflege für die chronisch Kranken auch eine Komponente der Versorgung von Waisenkindern.

Die überwiegende Zahl der in der häuslichen Krankenpflege tätigen ehrenamtlichen Helfer/innen sind Frauen. Hier besteht die Gefahr der Arbeitsüberlastung der Frauen.

- Die meisten der ehrenamtlichen **Helfer/innen sind Frauen**. Dadurch entsteht eine erhebliche zusätzliche Arbeits- und psychologische Belastung der Frauen. Eine größere Beteiligung von Männern sollte angestrebt werden, ist jedoch aufgrund „traditioneller" Arbeitsteilung häufig schwierig umzusetzen.
- Gemessen an dem **großen Bedarf** an Pflege und Unterstützung der Kranken ist die tatsächliche Anzahl und Reichweite von derartigen Projekten jedoch keineswegs zufriedenstellend.
- Häufig wird argumentiert, dass durch „Bezahlung" der Ehrenamtlichen die Home Care den Charakter der Nachbarschaftshilfe oder der christlichen Nächstenliebe verlieren würde. Die meisten der hier engagierten Frauen tragen jedoch wesentlich zum Unterhalt ihrer Familien bei. Für sie entstehen oft erhebliche „soziale" Kosten, die wenigstens durch eine **Aufwandsentschädigung** (incentives) abgedeckt werden sollten.

Home Care trägt zur Destigmatisierung von HIV/Aids bei. Um ihre Aufgaben adäquat erfüllen zu können, müssen Home Care-Programme jedoch mit ausreichenden Ressourcen ausgestattet sein.

- Der häuslichen Krankenpflege kommt schon deshalb eine große Bedeutung zu, weil sie zur Entlastung der überlasteten und unterversorgten Krankenhäuser beiträgt. Sie kann zur **Destigmatisierung** von Aids beitragen, da die Gemeinden in die Versorgung der Kranken eingebunden werden.
- In diesen Bereichen haben die **Kirchen** in der Förderung entsprechender Projekte in der Vergangenheit schon einen großen Beitrag geleistet.
- Die notwendigen Ressourcen für eine adäquate Versorgung der Menschen mit HIV mit Hilfe der Home Care werden oft unterschätzt. Es muss vermieden werden, dass den Gemeinden und hier besonders den Frauen, alle Lasten der Krankenpflege aufgebürdet werden. Die Programme sollten **ausreichend mit Ressourcen** ausgestattet sein, um ihre Aufgaben adäquat zu erfüllen.

13.4 Gesundheitseinrichtungen

- Krankenhäuser und Gesundheitszentren haben wichtige Funktionen in der Versorgung der Menschen mit HIV: Antiretrovirale Therapie; Behandlung der opportunistischen Erkrankungen einschließlich Tuberkulose; HIV/Aids-Aufklärung; Behandlung von sexuell übertragbaren Krankheiten; freiwilliges HIV-Testen und Beratung.
- Die Kirchen in den Entwicklungsländern gewährleisten durch Krankenhäuser und Gesundheitszentren einen großen Teil der **Krankenversorgung**. Diese Aufgaben haben mit der HIV-Epidemie noch an Bedeutung gewonnen, da staatliche Gesundheitssysteme allein nicht in der Lage sind, den steigenden Patientenzahlen gerecht zu werden und eine qualitativ gute Krankenversorgung sicherzustellen.

Die Kirchen leisten in den Entwicklungsländern einen großen Teil der Krankenversorgung. Sie sind für viele Menschen die einzige Quelle von Gesundheitsversorgung.

- In einigen Ländern sind Hospize entstanden, die entweder der stationären Versorgung für **chronisch Kranke und Sterbende** oder als **Tageszentren** für HIV-positive Menschen dienen.
- Hospize sind, wie jede institutionelle Pflege, relativ teuer. Bei chronisch Kranken und Sterbenden ist die **Versorgung zu Hause** vorzuziehen. Dazu müssen Familien und Gemeinden unterstützt werden, so dass sie die Pflege übernehmen können.

13.5 Traditionelle Medizin

- Die Bedeutung der traditionellen Medizin ist in vielen Ländern nach wie vor hoch. Die meisten Menschen konsultieren sowohl „westliche" Gesundheitseinrichtungen als auch traditionelle Heiler und Heilerinnen. Im Bereich von HIV/Aids sind es vor allem Atemwegserkrankungen, Durchfälle u. a., die von der traditionellen Medizin teilweise **mit Erfolg behandelt** werden.
- Einige Länder haben Erfolge in der **Integration** der traditionellen Heiler/innen in HIV-Programme erzielt. Die Heiler/innen sprechen mit ihren Patienten über Aids, arbeiten mit Krankenhäusern und Gesundheitsstationen zusammen und erlangen ein Bewusstsein über das Risiko der HIV-Übertragung bei der Benutzung von Instrumenten, die mit dem Blut der Patienten in Kontakt kommen. Dieses **Potenzial** ist häufig noch nicht entsprechend anerkannt.

Traditionelle Heiler/innen haben eine große Verantwortung und auch ein großes Potenzial in der Aids-Bekämpfung, das vielerorts noch nicht entsprechend anerkannt wird.

- Es gibt keine verlässlichen Daten darüber, ob ein **Risiko** durch die Benutzung von Behandlungsinstrumenten in der traditionellen Medizin, wie z. B. beim „Tattooing", besteht.
- Studien zeigen, dass einige traditionelle Mittel, wie die african potato, nicht zusammen mit antiretroviralen Medikamenten eingenommen werden sollten, da sie deren Wirksamkeit vermin-

dern. Hier sollten Patient/innen und Heiler/innen entsprechend reagieren.

13.6 Zusammengehörigkeit von Prävention und Pflege/Behandlung

Aids-Bekämpfung muss die drei interdependenten Bereiche Prävention, Pflege/ Behandlung sowie Milderung der sozioökonomischen Auswirkungen umfassen.

- Eine effektive Reaktion auf die Herausforderung durch HIV/Aids muss drei Bereiche umfassen:
  - Verringerung der Anzahl der Neuinfektionen (Prävention);
  - Bereitstellung von Pflege und Behandlung (care and treatment);
  - Milderung der sozialen, politischen und ökonomischen Auswirkungen der Epidemie.
- Die sozialen Folgen der HIV-Epidemie erhöhen die Verletzlichkeit für die HIV-Infektion und erschweren damit die Prävention.
- Um die Gefährdung für die HIV-Infektion zu senken, müssen die **sozialen Faktoren** geändert werden, die Verletzlichkeit schaffen: Förderung von Gender-Gerechtigkeit, Reduzierung der Armut, Sicherung von grundlegender Schulbildung für alle usw.

Kosten-Nutzen-Berechnungen berücksichtigen nur unzureichend langfristig anfallende Kosten, die von Familien und der Gesellschaft getragen werden müssen.

- Jahrelang wurde argumentiert, dass **Kosteneffektivität** ein Hindernis sei, Zugang zu ARV-Behandlung für Menschen in den armen Ländern zu schaffen. Die Kosten einer ARV-Behandlung lägen, nach dieser Argumentation, über dem Gewinn, der durch die ARV-Behandlung erzielt werden kann. In dieser Argumentation wurde jedoch außer Acht gelassen, dass bei unterlassener Behandlung **langfristige Kosten** auftreten, die in einer einfachen Kosten-Nutzen-Berechnung nicht enthalten sind. Diese Kosten werden dann jedoch von den Familien (durch Tod und Verarmung) und von der Gesellschaft als ganzes (durch den Zusammenbruch des gesellschaftlichen Gefüges) getragen. Das Beispiel Brasilien zeigt außerdem durchaus eine Kosteneffektivität, wenn ARV-Behandlung in die Antwort auf HIV/Aids integriert wird. Zudem sind Kosten auch flexibel: Durch den politischen Druck sind die Preise für die antiretroviralen Medikamente stark gefallen.
- Außerdem sind Prävention und Behandlung **Werte an sich**, die Menschen unabhängig von ihrer wirtschaftlichen und sozialen Situation zustehen. Es gibt eine ethische Verpflichtung zur Versorgung von Menschen, die mit HIV/Aids leben, wie sie bei anderen Erkrankungen auch besteht. In zunehmendem Maße wird das **„Menschenrecht auf Gesundheit"** anerkannt.
- Auch innerhalb der **großen Religionsgemeinschaften** setzt sich die Auffassung durch, dass Zugang zu einer menschenwürdigen und lebensbewahrenden Gesundheitsversorgung ein grundsätzliches Recht ist, dass allen Menschen unabhängig von ethni-

scher Zugehörigkeit, Geschlecht, Religion, sozialem Status oder wirtschaftlicher Situation zustehen sollte. Daher ist Verteilungsgerechtigkeit und die Bereitstellung der dafür notwendigen Ressourcen eine ethische Verpflichtung, die nicht an Ländergrenzen Halt macht, sondern eine **globale Solidarität** erfordert. [95]

- HIV/Aids Prävention und Behandlung **verstärken sich gegenseitig**. Daher sollte auch HIV-Prävention von Anfang an in Behandlungsprogramme integriert werden.

HIV/Aids Prävention und Behandlung verstärken sich gegenseitig. Behandlung kann eine wirksame Prävention fördern, und Prävention macht Behandlung bezahlbar.

- In der Gesamtkonzeption der Bekämpfung von HIV und Aids darf **Prävention nicht vernachlässigt werden**. Es darf nicht zu einer einseitigen Fokussierung auf Behandlung kommen. In diesem Fall würde die stetig wachsende Zahl behandlungsbedürftiger Aids-Patient/innen die Versorgung immer teurer machen und die Kapazitäten der Behandlungsprogramme überfordern.
- Studien zeigen die Relevanz der Integration von Behandlung und Prävention für die langfristige Senkung der Neuinfektionen und Todesfälle. Wenn Behandlung mit effektiver Prävention kombiniert wird, kann das den Ressourcenbedarf für Behandlung langfristig stark reduzieren, durch den Rückgang an Neuinfektionen. Behandlung kann eine wirksame Prävention fördern, und **Prävention macht Behandlung bezahlbar**.
- Eine 2005 veröffentlichte Studie untersucht modellhaft verschiedene Szenarien für Afrika südlich der Sahara. Ein Szenario geht davon aus, dass „alles so weiter läuft wie bisher". Dann wird die Anzahl der neuen Infektionen und Aids-Todesfälle weiter steigen. Bei Fokussierung auf entweder Prävention oder Behandlung wird es zwar zu einem Rückgang der Neuinfektionen und der Todesfälle kommen. Die weitaus größte Wirkung ist aber bei einer „kombinierten Strategie" zu erwarten, bei der sowohl Behandlung als auch Prävention durchgeführt werden und **sie sich gegenseitig verstärken und fördern**. [96]

Die weitaus größte Wirkung ist bei einer „kombinierten Strategie" zu erwarten, bei der sowohl Behandlung als auch Prävention durchgeführt werden und sie sich gegenseitig verstärken.

- Behandlung mit antiretroviralen Medikamenten ist für die Eindämmung von HIV/Aids unabdingbar notwendig. Mit dem Beginn der Behandlungsprogramme sind jedoch die Probleme keineswegs gelöst: die größten Herausforderungen kommen in den nächsten Jahren auf uns zu. Die Zahl der Menschen in Behandlung wird weiter ansteigen, da eine einmal begonnene Behandlung lebenslang fortgesetzt werden muss, und alle HIV-Infizierten in den nächsten Jahren und Jahrzehnten Behandlung benötigen werden.

---

95 Benn und Hyder 2002.

96 Salomon et al 2005. 29 Millionen Neuinfektionen (55 %) und 10 Millionen Todesfälle (27 %) könnten so bis 2020 verhindert werden.

14 Globale Verantwortung, Ressourcen und Advocacy

14.1 Globale Verantwortung und Ressourcen

- Die HIV/Aids-Epidemie begann Anfang der 80er Jahre schleichend mit steigenden Infektionsraten und war von sozialem Stigma, Furcht und einem Gefühl der Ohnmacht bei vielen, auch im Gesundheitswesen, begleitet. Aids stellte zunächst für die meisten Länder und auch auf internationaler Ebene ein **„Gesundheitsproblem“** dar.
- Viele Länder richteten **nationale Aids-Kontroll-Programme** ein, von denen die meisten jedoch fast ganz auf Prävention ausgerichtet waren, da Behandlung nicht effektiv und bezahlbar schien. Häufig war die Antwort der Herausforderung durch HIV/Aids nicht angemessen.
- HIV/Aids wurde dann jedoch zunehmend als ein Problem wahrgenommen, das seine Ursachen in sozialer und ökonomischer Ungleichheit, Diskriminierung und Marginalisierung hat und durch diese Faktoren verstärkt wird. Es wurde anerkannt, dass der Gesundheitssektor allein mit dem Problem nicht fertig werden kann, und es wurden **„multisektorale“** Vorgehensweisen bevorzugt. Trotzdem blieben die Ressourcen für den Kampf gegen HIV/Aids weitgehend inadäquat.
- Erst seit dem Jahre 2001 hat sich die Reaktion auf die HIV-Epidemie, sowohl auf nationaler als auch auf internationaler Ebene, intensiviert.

Aids hat auf der internationalen Agenda zunehmend Beachtung gefunden. Die UN veranstaltete im Juni 2001 eine Sonder-Generalversammlung zu HIV/Aids, auf der eine weitgehende Declaration of Commitment verabschiedet wurde.

- Die UN hielt im Juni 2001 eine **Sonder-Generalvollversammlung zu HIV/Aids (UNGASS)** ab, auf der die Mitgliedsstaaten sich in einer einstimmig verabschiedeten Erklärung verpflichteten, die Ressourcen für die Finanzierung der HIV/Aids-Bekämpfung erheblich zu erhöhen. Sie setzten sich außerdem spezifische Ziele: 25 % Senkung der HIV-Prävalenz unter jungen Menschen in den am meisten betroffenen Ländern bis 2005 und global bis 2010; Stärkung des Menschenrechtsschutzes für Menschen mit HIV und für verletzliche Bevölkerungsgruppen bis 2003; Pflege und Behandlung für HIV-Infizierte soll den gleichen fundamentalen Rang haben wie Prävention.[97]
- Der **UN-Sicherheitsrat** befasste sich seit 2000 wiederholt mit dem Thema. Zunehmend haben regionale und internationale Konferenzen HIV/Aids auf der Tagesordnung.

---

97 United Nations General Assembly Special Session on HIV/AIDS 2001.

- Die Schwierigkeiten der armen Länder in der effektiven Aids-Bekämpfung beruhen nicht zuletzt auf den **mangelnden Ressourcen**, die ihnen zur Verfügung stehen. Z. B. geben Entwicklungsländer oft mehr für die Zahlung der externen Schulden als für den Gesundheits- und Erziehungssektor aus.
- Berechnungen über den globalen Bedarf an Ressourcen gehen davon aus, dass eine erhebliche Erhöhung der Ressourcen für eine adäquate Finanzierung der Bekämpfung von HIV/Aids notwendig ist[98].
- Übereinstimmung besteht auch darin, dass die notwendigen Ressourcen von den **Entwicklungsländern allein nicht aufgebracht** werden können. Die Länder, die am meisten von HIV/Aids betroffen sind, sind auch die mit der geringsten Kapazität, es zu bekämpfen. Die notwendigen Ressourcen könnten jedoch von der internationalen Gemeinschaft leicht aufgebracht werden.

Die notwendigen Ressourcen können von den Entwicklungsländern allein nicht aufgebracht werden. Die Länder, die am meisten von HIV/Aids betroffen sind, sind auch die mit der geringsten Kapazität, darauf zu reagieren. Die notwendigen Ressourcen könnten jedoch von der internationalen Gemeinschaft leicht aufgebracht werden.

- Es fehlt jedoch am **politischen Willen**, vor allem der reichen Länder, die Ressourcen für die Aids-Bekämpfung adäquat zu erhöhen. Immer wichtiger wird die Frage, wie die reichen Länder dazu motiviert werden können, ihre **globale Verantwortung** zu übernehmen.
- 2001 ging man davon aus, dass **7 bis10 Milliarden US$ jährlich** für **eine adäquate Aids-Bekämpfung** weltweit notwendig sind.[99] Die globalen Ausgaben für HIV/Aids-Bekämpfung sind in den letzten Jahren erheblich angestiegen, bis auf 4,7 Milliarden US$ im Jahr 2005. Das ist jedoch noch immer nur die Hälfte von dem, was die armen Länder brauchen.
- Man geht (im Jahr 2005) davon aus, dass **mindestens 20 Milliarden** US$ pro Jahr ab 2007 nötig sind, um angemessene Prävention und Pflege/Behandlung in Ländern mit niedrigem und mittlerem Einkommen durchzuführen. Zwei Drittel dieser Summe sollten von der internationalen Gemeinschaft kommen. Einige Zusagen sind von den reichen Ländern gemacht worden, dazu gibt es auch einen erheblichen Eigenanteil der armen Länder, vor allem der Haushalte und Betroffenen selbst.

Mindestens 20 Milliarden US$ pro Jahr sind ab 2007 nötig, um angemessene Prävention und Pflege/ Behandlung in Ländern mit niedrigem und mittlerem Einkommen durchzuführen.

- Die Schätzungen gehen davon aus, dass der **Bedarf an Ressourcen über die Jahre steigen wird**. Warum geht man davon aus? Einmal wird der Bedarf an Pflege, Behandlung und Prävention durch die zunehmende Zahl der HIV-Infizierten und der anderen Betroffenen weiter wachsen. Außerdem wird die Absorptionskapazität der armen Länder sich erhöhen, d. h. sie wer-

98 Die Berechnungen unterscheiden sich teilweise in der zeitlichen Dimension, in der Art der Interventionen, dem Eigenanteil von armen Ländern, den Annahmen über die zukünftige Entwicklung der Epidemie. Sie kommen daher zu teilweise unterschiedlichen Angaben.

99 Schwartländer et al 2001.

den mehr Ressourcen umsetzen können, unter anderem durch den Aufbau von Infrastruktur durch vorangegangene Hilfe.

- Mit diesem Betrag könnte antiretrovirale Behandlung für 6 Millionen Menschen ermöglicht werden, Unterstützung für 22 Millionen Waisenkinder, HIV-Tests und Beratung für 100 Millionen Menschen, Aids-Aufklärung für 1 Milliarde junge Menschen. [100] Dazu müssten noch über 4 Milliarden US$ jährlich für die Versorgung der Waisenkinder kommen.
- Auch die **Regierungen der betroffenen Länder** und der private Sektor sind gefordert. 2001 erklärten afrikanische Regierungschefs in Abuja, Nigeria, dass sie 15 % ihrer Haushaltsbudgets für Gesundheit und Aids-Bekämpfung bereitstellen wollen. [101] Dieses Ziel ist bei Weitem noch nicht erreicht worden. Jedoch gibt es in den betroffenen Ländern eine größere Bereitschaft, sich in der Aids-Bekämpfung zu engagieren und entsprechende finanzielle Mittel bereit zu stellen.

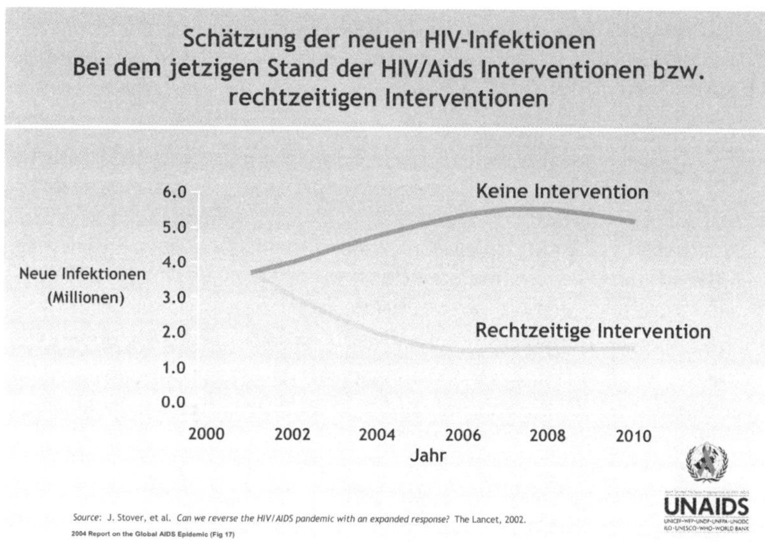

Graphik 11: Schätzung der neuen HIV-Infektionen bis 2010, abhängig von Interventionen, nach UNAIDS.

- Anfang 2005 wurde ein Zwischenbericht über die Erreichung der im Jahr 2000 von den Vereinten Nationen beschlossenen Millennium-Entwicklungsziele vorgelegt. Für die Erreichung des Ziels **„Eindämmung von Aids (und Tuberkulose und Malaria) bis zum Jahr 2015“**, werden fünf „Quick Win“-Maßnahmen vorge-

100 UNAIDS: The Global Response to AIDS 2005, siehe auch World AIDS Campaign 2005.

101 Abuja Declaration 2001.

schlagen, die unmittelbar dazu beitragen sollen, Menschenleben zu retten. Darunter ist die Verwirklichung der 3x5-Initiative der WHO, die bis Ende 2005 mindestens 3 Millionen Aids-Kranken antiretrovirale Behandlung ermöglichen will. [102]

- Der Bericht stellt fest, dass die Aids-Pandemie eine globale Katastrophe bleiben und sich schnell in neue Regionen ausbreiten wird, wenn nicht die weltweit Verantwortlichen ihre Unterstützung für den Kampf gegen Aids **dramatisch erhöhen**. Die bisher angewandten Interventionen zur Prävention und Behandlung sind grundsätzlich wirksam, sie scheitern jedoch an ihrer eingeschränkten Umsetzung und Verwirklichung aufgrund der fehlenden Ressourcen.
- Insgesamt sind die Ausgaben für die Aids-Bekämpfung in den letzten Jahren angestiegen. Es gibt jedoch noch **erhebliche Defizite**: Sie sind in ihrer Höhe immer noch nicht ausreichend, es sind meist nur kurzfristige statt langfristige Zusagen, und sie sind wenig koordiniert.
- Aids-Bekämpfung steht im Zusammenhang mit der **Bekämpfung von Armut** und anderen globalen Aufgaben. Programme gegen Armut und Programme gegen Aids ergänzen und verstärken sich gegenseitig und sollten nicht miteinander in Konkurrenz treten.
- Es sollte vermieden werden, dass Regierungen Gelder für die Aids-Bekämpfung **von anderen Entwicklungsprogrammen abziehen**.

Aids wird eine globale Katastrophe bleiben und sich schnell in neue Regionen ausbreiten, wenn nicht die weltweit Verantwortlichen ihre Unterstützung für den Kampf gegen Aids dramatisch erhöhen.

Aids-Bekämpfung steht im Zusammenhang mit der Bekämpfung von Armut und anderen globalen Aufgaben. Programme gegen Armut und Programme gegen Aids ergänzen und verstärken sich gegenseitig und sollten nicht miteinander in Konkurrenz treten.

14.2 Globaler Fonds zur Bekämpfung von Aids, Tuberkulose und Malaria

- Auf der UN-Sonderversammlung zu HIV/Aids im Juni 2001 wurde die Einrichtung eines Globalen Fonds zur Bekämpfung von Aids, Tuberkulose und Malaria beschlossen, um die **Finanzierung der Bekämpfung dieser drei Krankheiten** zu unterstützen. [103] Dabei sollte den am meisten betroffenen Ländern Priorität gegeben werden.
- Der Globale Fonds ist keine UN-Organisation, sondern bewusst so konzipiert, dass außer **Regierungen auch die Zivilgesellschaft** und der private Sektor in den Entscheidungsgremien vertreten sind.
- Die Aufgabe des Globalen Fonds ist es, dazu beizutragen, dass notwendige Maßnahmen zur Eindämmung der Erkrankungen

Der Globale Fonds ist keine UN-Organisation, sondern so konzipiert, dass außer Regierungen auch die Zivilgesellschaft und der private Sektor in den Entscheidungsgremien vertreten sind. Er finanziert Programme und führt sie nicht selber durch.

102 Sachs J et al 2005. Siehe dazu Kap. „HIV/Aids und Entwicklung“ und „Pflege und Behandlung.“

103 Alle Informationen zum Globalen Fonds sind auf seiner Website erhältlich: http://www.theglobalfund.org.

auf Länderebene finanziert werden können. Der Globale Fonds ist ein **Finanzierungs- und kein Durchführungsinstrument**. D. h. über die Projekte, die finanziert werden, entscheiden letzten Endes nicht der Globale Fonds, sondern die einzelnen Länder. Sie legen Anträge vor, die dann von einem Expertengremium (Technical Review Panel) begutachtet und vom Vorstand genehmigt werden.

- Die Gelder des Globalen Fonds sollen **zusätzliche Ressourcen** für Interventionen zur Bekämpfung der drei Krankheiten sein, sie dürfen nicht dazu verwendet werden, bestehende Finanzierung zu ersetzen.
- Die Anträge werden in den Ländern von sog. **Country Coordinating Mechanisms** (Länder-Koordinierungs-Mechanismen) ausgearbeitet. Diese setzen sich zusammen aus Vertretern und Vertreterinnen der Regierung, der Zivilgesellschaft (Nichtregierungsorganisationen, Kirchen usw.) und des Privatsektors.
- In **Ausnahmefällen** können Nichtregierungsorganisationen auch direkt Anträge an den Globalen Fonds stellen. Dies gilt für Länder, die sich in einem kriegerischen Konflikt befinden, die keine international legitimierte Regierung haben oder die bestimmte Gruppierungen der Zivilgesellschaft aktiv unterdrücken.

Zur Antragstellung an den Globalen Fonds werden Country Coordinating Mechanisms etabliert, bei denen die Beteiligung der Zivilgesellschaft verpflichtend ist.

- Der Globale Fonds ist damit eine der ganz wenigen Organisationen in der internationalen Entwicklungszusammenarbeit, in der von der Antragsstellung über die Beurteilung der technischen Qualität bis zur Genehmigung im Vorstand nicht nur Geber- und Empfängerländer, sondern auch **Regierungs- und Nicht-Regierungsorganisationen** zusammenarbeiten.
- Der Fonds verfolgt eine Politik der **Transparenz**: alle bisher bewilligten Anträge, Antragsmodalitäten, Entscheidungen, personelle Zusammensetzung usw. werden auf seiner Website veröffentlicht.
- Die Antragfinanzierung erfolgt in sog. **Antrags- und Vergaberunden**. Die Gesamtlaufzeit der Projekte beträgt 5 Jahre. Mittel werden jedoch zunächst für zwei Jahre genehmigt, danach wird anhand einer Erfolgsbeurteilung des Projektes entschieden, ob weitere Mittel ausgezahlt werden.

Seit Beginn seiner Arbeit hat der Globale Fonds in insgesamt vier Finanzierungsrunden Gelder für HIV/Aids-Programme in 119 Ländern bewilligt.

- Seit Beginn seiner Arbeit in 2002 hat der Globale Fonds in insgesamt vier Finanzierungsrunden Gelder **für HIV/Aids-Programme in 119 Ländern** bewilligt, im Wert von 1,8 Milliarden US$ für die ersten 2 Jahre Laufzeit und 5,5 Milliarden US$ für die gesamte Laufzeit von 5 Jahren.
- Damit erhalten u. a. 130.000 Menschen antiretrovirale Behandlung und 1 Million Menschen erhielten HIV-Tests und Beratung. Für die gesamte 5-Jahres-Laufzeit der bisher bewilligen Projekte werden mehr als **1,6 Millionen Menschen ARV-Behandlung** erhalten.

- Anfang 2004 erfolgte eine **Evaluation** der Arbeit des Globalen Fonds: In Prävention und Beratung von HIV/Aids, der Behandlung von Tuberkulose und der Prävention von Malaria haben die Projekte bessere Ergebnisse erzielt, als in den Projektzielen der Anträge beschrieben war. In der Aids-Behandlung wurden die Ziele zwar erreicht; allerdings hatten viele Länder in den ersten Antragsrunden nur relativ wenig Gelder für Behandlungsprogramme beantragt, so dass die Zahl der Behandelten insgesamt noch viel zu niedrig liegt. [104]
- Der Globale Fonds hat Richtlinien erarbeitet, die es Ländern ermöglichen, **sowohl Generika als auch Markenmedikamente** zu kaufen. Sie sind jedoch angehalten, die Medikamente zum möglichst niedrigen Preis zu erwerben. Die Bedingung ist nur, dass sie der WHO-Qualitätskontrolle genügen müssen.

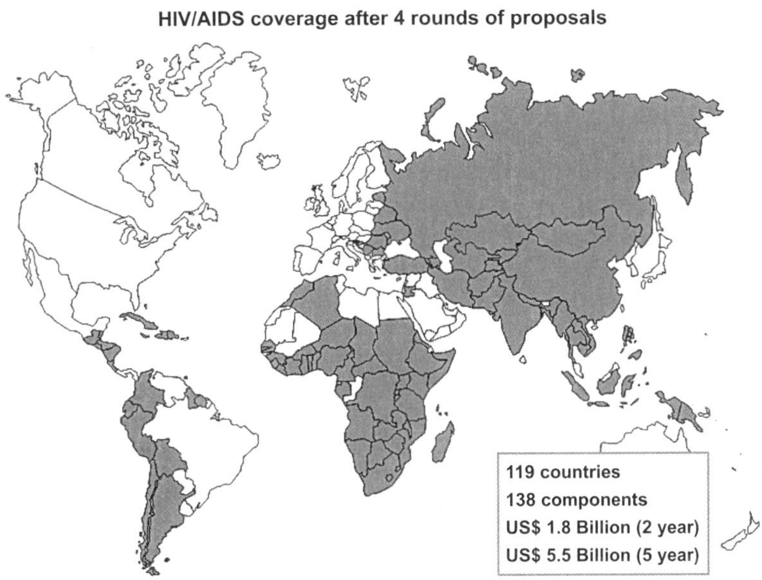

Graphik 12: In vier Runden (2002–2004) hat der Globale Fonds HIV/Aids-Programme in 119 Ländern unterstützt.

- Von den bisher verteilten Geldern wurden etwa **56 % für HIV/Aids-Interventionen** ausgeben, 31 % für Malaria und 13 % für Tuberkulose.

56 % der Gelder gingen bisher an HIV/Aids-Projekte.

- Insgesamt hat der Fonds 3 Milliarden US$ Projektunterstützung für alle drei Krankheiten zugesagt, damit werden 313 Projekte in 127 Ländern gefördert. Damit konnte u. a. bei 385.000 Men-

104 Investing in the Future. The Global Fund at Three Years. Genf 2005. Update June 2005 available at: http://www.theglobalfund.org/en/about/replenishment/

schen Tuberkulose behandelt werden und 1.350.000 Moskitonetze zum Schutz vor Malariaübertragung wurden ausgegeben.

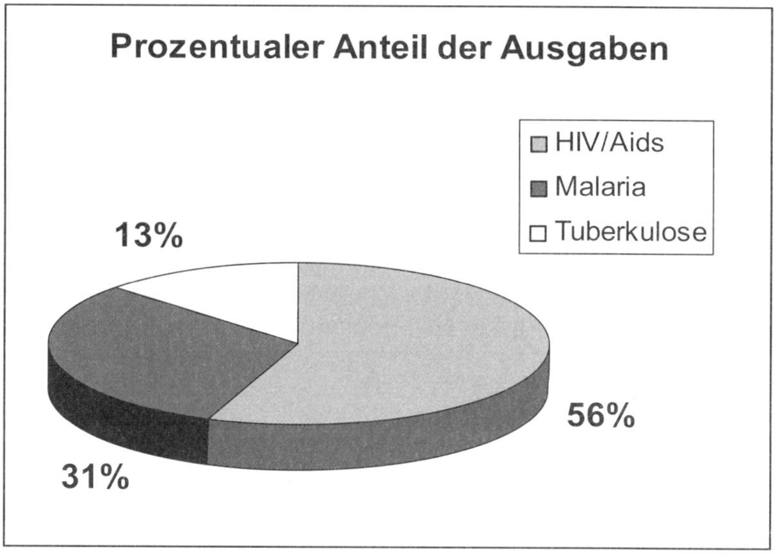

Graphik 13: Prozentuale Verteilung der Ausgaben des Globalen Fonds nach vier Vergaberunden.

Im Jahr 2004 lag der Anteil des Fonds an der Gesamtfinanzierung für die Eindämmung von HIV/Aids weltweit bei 20 %.

- Im Jahr 2004 lag der Anteil des Fonds an der Gesamtfinanzierung für die Eindämmung von HIV/Aids weltweit bei 20 %, für Tuberkulose lag dieser Anteil bei 66 % und für Malaria bei 45 %.
- Eine 5. Antragsrunde läuft im Jahr 2005. Der Globale Fonds geht für die Finanzierung dieser Runde von einem **Bedarf an Ressourcen** von 1 Milliarde US$ aus. Um die zweite Phase bereits bestehender Projekte finanzieren zu können, sind weitere 1,3 Milliarden US$ notwendig. [105]

Globaler Fonds in Sambia

Sambia ist eines der Länder, die mit Mitteln vom Globalen Fonds ihr HIV/Aids-Programm ausbauen. Die Ressourcen gehen an vier „Hauptempfänger" (Principal Recipients), neben Regierungsseite ist das auch die Church Health Association of Zambia (CHAZ). Das Programm ist darauf ausgerichtet, bestehende Lücken in der Finanzierung einer umfassenden HIV/Aids-Bekämpfung zu schließen, von Prävention über Behandlung bis hin zu Milderung der Folgen der Epidemie. CHAZ nutzt die Gelder vor allem für die Mobilisierung der religiösen Gemeinschaften in der HIV/Aids-Bekämpfung und die Stärkung der kirchlichen Gesund-

105 Dies betrifft Anträge für Aids, Tuberkulose und/oder Malaria.

heitseinrichtungen. Programmkomponenten sind Behandlung mit antiretroviralen Medikamenten, Behandlung von sexuell übertragbaren Krankheiten, Beratung und HIV-Tests, Unterstützung für Waisenkinder, und Stärkung der Kapazitäten der Gesundheitseinrichtungen.

- In einigen Ländern wurde eine mangelhafte Beteiligung der Zivilgesellschaft an den Länder-Koordinierungs-Mechanismen festgestellt, z. B. werden Vertreter/innen des Nicht-Regierungssektors von der Regierung ausgewählt. Auf der Vorstandssitzung im November 2004 wurden neue Richtlinien beschlossen, die für alle neuen Anträge ab Runde 5 (März 2005) und für alle zur Verlängerung anstehenden Programme gelten. Auch bisher galten schon Empfehlungen diesbezüglich. Neu ist, dass aus den Empfehlungen **Anforderungen (requirements)** geworden sind. So wird von allen Länder-Koordinierungs-Mechanismen verlangt, dass sie Beweise vorlegen, dass Vertreter aus der Gruppe der „Menschen mit den Krankheiten" (people living with the diseases) beteiligt sind. Mitglieder der Länder-Koordinierungs-Mechanismen, die den Nicht-Regierungssektor repräsentieren, müssen auch durch den Nicht-Regierungssektor ausgewählt werden.
- Die **langfristige finanzielle Ausstattung** des Globalen Fonds ist nicht adäquat gesichert, da die finanziellen Zusagen den Bedarf für beantragte und bewilligte Projekte nicht abdecken.

Die langfristige finanzielle Ausstattung des Globalen Fonds ist nicht adäquat gesichert.

- Um eine langfristig vorhersagbare, zuverlässige und nachhaltige Finanzierung des Globalen Fonds zu erreichen, wird 2005 ein **„Wiederauffüllungs-Prozess"** (Replenishment Process), wie er auch bei anderen Institutionen üblich ist, durchgeführt. Dazu finden drei Konferenzen statt, bei der die Arbeit des Globalen Fonds und sein Ressourcenbedarf dargestellt werden und Regierungen aufgefordert werden, verbindliche finanzielle Zusagen zu machen.
- Ein weiterer Kritikpunkt ist der langsame Mittelabfluss in den Ländern. Bei allen kritischen Punkten stellt der Globale Fonds jedoch einen **innovativen** und erfolgreichen Ansatz dar, die weltweite Ungleichheit in der Gesundheitsversorgung zwischen reichen und armen Ländern zu verringern. Bei der Beurteilung ist zu bedenken, dass der Fonds ein neues Instrument ist und auf eine Arbeitszeit von gerade 3 Jahren (im Jahr 2005) zurückblickt. Seine partizipativen Strukturen (Einbeziehung der Zivilgesellschaft, Länder definieren ihren Bedarf) sind begrüßenswert. Sie erschweren dabei jedoch sicher eine von vielen geforderte schnellere Umsetzung.

14.3 Weitere Finanzierungsinstrumente und Herausforderungen

- Seit 2001 sind weitere Finanzierungsinstrumente für die weltweite Aids-Bekämpfung entstanden. Die **Weltbank** hat durch ihr Multi-Country AIDS Programme (MAP) 1 Milliarde US$ zur Verfügung gestellt, die meisten dieser Gelder sind nicht zurückzahlbar.
- In 2003 wurde der US-amerikanische President's Emergency Fund for AIDS Relief **(PEPFAR)** gestartet, der bis 2008 15 Milliarden US$ an 15 Schwerpunkt-Länder für die Aids-Bekämpfung bereitstellt. Davon sollen u. a. 2 Millionen Menschen ARV-Medikamente erhalten. Dem PEPFAR-Programm wird mangelnde Flexibilität vorgeworfen. So betont es in der HIV-Prävention sehr den Verzicht auf Kondome. In der Behandlung wurden zunächst nur Markenmedikamente zugelassen (die erheblich teurer sind), in diesem Fall scheint sich jedoch ein langsames Umdenken abzuzeichnen.

Eine große Herausforderung ist die Kooperation der verschiedenen Programme vor Ort, um Duplikationen zu vermeiden, Synergien zu nutzen und Lücken in der Versorgung zu schließen. Dies erweist sich häufig als schwierig.

- Eine große Herausforderung ist die **Kooperation der verschiedenen Programme** vor Ort, um Duplikationen zu vermeiden, Synergien zu nutzen und Lücken in der Versorgung zu schließen. Dies erweist sich als schwierig, durch unterschiedliche Geberinteressen, Unflexibilität und überkommene Strukturen, die nicht immer Zusammenarbeit als oberstes Ziel haben. In der letzten Zeit wurden jedoch Initiativen unternommen mit dem Ziel der Harmonisierung der Ressourcenvergabe und Aktivitäten im HIV/Aids-Bereich, u. a. die **„Three Ones"-Initiative** von UNAIDS. Sie zielt darauf ab, dass jedes Land ein nationales HIV/Aids-Programm, einen Plan der HIV/Aids-Bekämpfung und ein Monitoring-System hat.
- Die Umsetzung dieser und anderer Initiativen sollte von der **Zivilgesellschaft kritisch begleitet** werden. Beachtung sollte insbesondere die adäquate Beteiligung der Zivilgesellschaft in allen Entscheidungen und Strukturen sein.

Große internationale Finanzgeber arbeiten häufig zu sehr mit Regierungen und berücksichtigen die Zivilgesellschaft nicht genügend. Gerade Kirchen und andere religiöse Gemeinschaften leisten jedoch einen großen Teil der Arbeit im HIV/Aids-Bereich.

- Für **Kirchen und andere zivilgesellschaftliche Organisationen** stellt sich die besondere Herausforderung, Zugang zu den Finanzquellen zu erhalten. Hier wird oft beklagt, dass große internationale Finanzgeber zu sehr mit Regierungen arbeiten und die Zivilgesellschaft nicht genügend berücksichtigen. Gerade Kirchen und andere religiöse Gemeinschaften leisten jedoch einen großen Teil der Arbeit im HIV/Aids-Bereich und haben die Potenziale, z. B. über ihre Gesundheitseinrichtungen, sehr viele Menschen zu erreichen.
- Auf einer Konsultation Anfang 2005 zu diesem Thema, an dem Vertreter/innen von Kirchen und kirchlichen Organisationen weltweit teilnehmen, wurde als spezielle Herausforderung für die Kirchen genannt, dass sie zu **größerer Zusammenarbeit untereinander** bereit sein müssen, um etwa Zugang zu den Country

Coordinating Mechanisms des Globalen Fonds zu erhalten. Die Geberorganisationen sollten ihrerseits **verstärkt auf Kirchen zugehen**, indem sie deren Kapazitäten fördern, und den Zugang zu Ressourcen erleichtern. [106]

14.4 Advocacy

14.4.1 Für andere die Stimme erheben

- Advocacy (Anwaltschaft) hat eine zunehmende Bedeutung in der HIV/Aids-Bekämpfung erlangt. Durch sie wird versucht, **Einfluss auf Regierungen** von Ländern sowohl im Norden als auch im Süden zu nehmen, HIV/Aids auf die politische Tagesordnung zu setzen und die notwendige Zuteilung von Ressourcen zur Aids-Bekämpfung zu erreichen.

Treatment Action Campaign, Südafrika

In Südafrika leistet die Aktivistenbewegung **Treatment Action Campaign** (TAC) Advocacy und Lobbyarbeit und interveniert auf juristischer Ebene. Sie trug zur Zurücknahme einer Klage bei, mit der multinationale Pharmakonzerne von der südafrikanischen Regierung erreichen wollten, auf die Möglichkeit der Herstellung von Generika in der antiretroviralen Behandlung zu verzichten. TAC forderte immer wieder von der Regierung, den universellen freien Zugang zu antiretroviraler Behandlung durch das öffentliche Gesundheitswesen zu verwirklichen. Auf Initiative von TAC entstand 2003 das Pan African Treatment Access Movement (PATAM), das sich Afrikaweit für dieses Ziel einsetzt. TAC ist auch in der Durchführung der ARV-Programme in Südafrika engagiert: sie führen ein Programm „Treatment Literacy" durch, in dem sie in den Gemeinden über ARV-Behandlung informieren und so dazu beitragen, dass die Betroffenen Kompetenz auf diesem Gebiet entwickeln und nötige Unterstützung erhalten. [107]

- Advocacy in den reichen Ländern des Nordens setzt sich ein für die Belange der **Armen in der Einen Welt**, die mit HIV infiziert und davon betroffen sind. Sie kann Zusammenhänge aufzeigen, z.B. wie Armut und HIV sich gegenseitig bedingen und kann Verständnis für die Situation der Menschen in den armen Ländern sowie Bewusstsein für eine globale Verantwortlichkeit schaffen.

Advocacy in den reichen Ländern des Nordens setzt sich ein für die Belange der Menschen in der Einen Welt, die mit HIV infiziert und davon betroffen sind.

106 Die Ergebnisse der Konsultation „Faith Based Organisations accessing Resources" ist auf der Website der EAA erhältlich: http://www.e-alliance.ch. Sie wurde veranstaltet u.a. vom Ökumenischen Rat der Kirchen, Caritas Internationalis, Difäm und Ecumenical Advocacy Alliance.

107 Treatment Action Campaign 2005.

- HIV/Aids ist als Teil des größeren Problems der **ungerechten Verteilung von Ressourcen** zu sehen: Hunger und Armut in vielen Ländern stehen Reichtum in anderen gegenüber.
- Die Aids-Krise verstärkt in besonderer Weise das Menschenrechtsproblem: Wo immer die **Menschenrechte missachtet** werden, breitet sich Aids schneller aus, z. B. wenn Frauen marginalisiert werden und ihnen die Gleichberechtigung verweigert wird; wenn Gewalt gegen Kinder ausgeübt wird; wenn Menschen ausgebeutet werden; wenn Gewalt und Armut geradezu zum Normalzustand werden; wenn Krieg herrscht.

Jedes Jahr am 1. Dezember wird der „Welt-Aids-Tag" begangen. Weltweit nehmen Organisationen und Gruppen diesen Tag zum Anlass, Veranstaltungen durchzuführen und so die öffentliche Aufmerksamkeit dem Problem gegenüber zu erhöhen.

- Advocacy und Lobbyarbeit haben wesentlich dazu beigetragen, dass HIV/Aids auf der **internationalen Agenda** erscheint und eine globale Verantwortung in diesem Zusammenhang verstärkt diskutiert wird.
- Seit 1997 wird jedes Jahr am 1. Dezember der **„Welt-Aids-Tag"** begangen, als ein „Tag der Erinnerung und der Hoffnung". Weltweit nehmen Organisationen und Gruppen diesen Tag zum Anlass, Veranstaltungen durchzuführen und so die öffentliche Aufmerksamkeit dem Problem gegenüber zu erhöhen.
- Aus der Notwendigkeit heraus, dass Aktivitäten das ganze Jahr über durchgeführt werden sollten, entstand die **World Aids Campaign**, zunächst unter dem Dach von UNAIDS, dann als selbständige Nicht-Regierungsorganisation. Unter dem Motto „Stop Aids. Keep the promise" (Haltet die Versprechen) hat die World Aids Campaign zum Ziel, dass die Verantwortlichen in den Regierungen ihre Versprechen bezüglich eines stärkeren Engagements in der globalen Aids-Bekämpfung einhalten.[108]
- Advocacy kann das von den **Medien** in Europa produzierte Afrikabild, das einen Kontinent der Katastrophen und Kriege porträtiert, kritisch hinterfragen. Bei Aids besteht zudem oft der (unausgesprochene) Vorwurf, dass die Menschen „selber schuld" an ihrer Situation seien und Hilfe daher nicht angebracht sei. Dem kann durch Aufklärung und Schaffung von Bewusstsein über die Hintergründe der HIV-Epidemie entgegengewirkt werden.

14.4.2 Ecumenical Advocacy Alliance

Die Kirchen und ihre Werke tragen eine besondere Verantwortung, da sie als gesellschaftliche Kräfte und Machtfaktoren einen weitreichenden Einfluss haben.

- Die Kirchen und ihre Organisationen sind besonders aufgerufen, sich in Advocacy zu engagieren, da sie als gesellschaftliche Kräfte und Machtfaktoren einen weitreichenden Einfluss haben. Advocacy ist die **„prophetische Rolle" der Kirchen**. Die Kirchen sind gefordert, durch Lobbyarbeit und Advocacy einen Beitrag zu leisten, dass Regierungen und internationale Institutionen eine Politik betreiben, die globale Ungerechtigkeiten ab-

108 World AIDS Campaign 2005.

baut statt weiter bestätigt und ausbaut. Advocacy sollte auch innerhalb der kirchlichen Strukturen und in den Kirchengemeinden geschehen.

- In den letzten Jahren haben sich die Kirchen verstärkt im Bereich Advocacy engagiert. Im Jahr 2001 entstand in Assoziation mit dem Ökumenischen Rat der Kirchen das Globale Ökumenische Aktionsbündnis (Ecumenical Advocacy Alliance, EAA), in dem neben protestantischen auch katholische Organisationen vertreten sind. Es ist ein Ökumenisches Netzwerk für **internationale Kooperation in Advocacy**: es möchte „das ökumenische Zeugnis in den wichtigen sozialen, politischen und ökonomischen Fragen stärken“ [109].

Das Globale Ökumenische Aktionsbündnis hat zum Ziel, HIV/Aids weltweit zu einem primären Anliegen von Advocacy der Kirchen und kirchlichen Hilfswerke zu machen.

- Der **Aktionsplan** der HIV/Aids Kampagne für 2005–2008 nennt folgende Ziele: Bekämpfung von Diskriminierung und Stigmatisierung; Förderung von Prävention, die die Wurzeln der Verletzlichkeit von Menschen für die HIV-Infektion bekämpft; Mobilisierung von Ressourcen für die Aids-Bekämpfung; Erhöhung des Zugangs zu Pflege und Behandlung; und Regierung und Kirchen für ihre Versprechen in der Aids-Bekämpfung verantwortlich zu halten.
- In der Verantwortbarmachung geht es um die Einhaltung der Millenniums-Ziele, der **Versprechen der Regierungen** bei der Vereinten Nationen-Versammlung zu HIV/Aids 2001 und weitere Zusagen und Versprechen der G8-Länder und der Europäischen Union.
- Das Ökumenische Aktionsbündnis hat einen **wesentlichen Beitrag** dazu geleistet, dass Kirchen, kirchliche Dachverbände und Organisationen die Auseinandersetzung mit HIV/Aids aufgenommen oder weiter ausgebaut haben. Im Jahr 2004 war es wesentlich beteiligt an der Ausrichtung einer Ökumenischen Konferenz als einer Plattform für den weltweiten Austausch im Kampf gegen HIV/Aids. [110]
- Durch seine Arbeit ist es auch gelungen, den Beitrag der Kirchen im Kampf gegen HIV/Aids [111] auch **nach außen hin sichtbar zu machen** und damit beizutragen, dass auch nicht-kirchliche internationale Organisationen beginnen, die Kirchen als wichtige Partner bei der Überwindung von HIV/Aids wahrzunehmen.

109 Ecumenical Advocacy Alliance 2005. Neben HIV/Aids ist der zweite Schwerpunkt der Advocacy-Arbeit der „Globale Handel“.

110 Im Zusammenhang mit der Internationalen AIDS Konferenz in Bangkok im Juli 2004, http://www.e-alliance.ch/iac.jsp

111 Vor allem im Bereich Pflege von chronisch Kranken und Sorge für Waisenkinder, aber auch in anderen Bereichen.

14.4.3 Aktionsbündnis gegen Aids (Aids-Kampagne)

Mit einer bundesweiten Kampagne soll die deutsche Öffentlichkeit mobilisiert und Druck auf nationale und internationale politische Entscheidungsträger ausgeübt werden. Ziel ist die Erhöhung der Ressourcen für die globale Aids-Bekämpfung.

- Auf dem Hintergrund des Globalen Ökumenischen Aktionsbündnisses entstand 2001 in Deutschland das „Aktionsbündnis gegen Aids". Mit einer **bundesweiten Kampagne** sollte die deutsche Öffentlichkeit mobilisiert und Druck auf nationale und internationale politische Entscheidungsträger ausgeübt werden. Ziel ist die Freisetzung von mehr Ressourcen für die globale Aids-Bekämpfung in Deutschland. [112]
- Das Aktionsbündnis gegen Aids ist eine Plattform von über 80 deutschen Organisationen der Aids- und Entwicklungszusammenarbeit sowie mehr als 200 Basisgruppen aus dem ganzen Bundesgebiet.
- Die Ziele der Kampagne sind in einem **„Appell"** zusammengefasst, der vom Menschenrecht auf Leben und Gesundheit für alle Menschen ausgeht. Das Aktionsbündnis fordert von der deutschen Bundesregierung, im Jahre 2005 mindestens 500 Millionen Euro in den Auf- und Ausbau von Aids-Programmen weltweit einzubringen. Im Jahre 2007 soll der deutsche Beitrag dazu **700 Millionen Euro** nicht unterschreiten.
- Von der **Pharmaindustrie** wird gefordert, dass lebensnotwendige, unentbehrliche Medikamente für die Behandlung von HIV-Infizierten in wirtschaftlich ärmeren Ländern zum Produktionskostenpreis abgegeben werden, und dass die Firmen auf die Durchsetzung ihrer Patente in armen Ländern verzichten.

Entwicklungspolitische Bildungsarbeit und bundesweite und lokale öffentlichkeitswirksame Aktionen verleihen den Forderungen des Aktionsbündnisses Nachdruck.

- Entwicklungspolitische Bildungsarbeit und bundesweite und lokale **öffentlichkeitswirksame Aktionen** verleihen den Forderungen des Aktionsbündnisses Nachdruck. Fast 100.000 Unterschriften, die durch eine Unterschriftenaktion gesammelt worden waren, wurden zum Welt-Aids-Tag 2003 an die Bundesregierung übergeben. Seit 2004 findet einmal pro Jahr eine „Nacht der Solidarität" statt, bei der Kirchengemeinden und andere Träger in vielfältigen Aktionen auf die Thematik aufmerksam machen.

112 Aktionsbündnis gegen Aids 2005.

15 Kultur und Tradition

- Wenn man sich fragt, warum viele Länder so spät auf die Herausforderung durch HIV/Aids reagiert haben und warum es Menschen offensichtlich so schwer fällt, sich durch Verhaltensänderung vor HIV zu schützen, muss die **kulturelle Wahrnehmung** von Krankheit, ihrer Ursachen und Ursprünge, sowie von Sexualität mit ihren moralischen Konnotationen und Konsequenzen in den jeweiligen Gesellschaften beachtet werden.

Individuelles Verhalten ist geprägt von kulturellen Wahrnehmungen von Krankheit, ihren Ursachen und Ursprüngen, sowie von Sexualität.

- Man kann nicht von *der* afrikanischen, europäischen oder asiatischen Kultur sprechen. Kulturelle Traditionen und Interpretationsmuster existieren hauptsächlich in historisch, ethnisch oder geographisch definierten Regionen und können in unmittelbarer Nachbarschaft schon nicht mehr gültig sein. Trotzdem scheint es einige kulturell geprägte **Interpretationsmuster** zu geben, die weit genug verbreitet sind, um daraus Rückschlüsse für die HIV/Aids-Bekämpfung zu ziehen.
- In der anthropologischen und ethnologischen Forschung wird zunehmend zwischen **drei verschiedenen Paradigmen** oder Interpretationsmustern unterschieden, die für das Verständnis der Reaktionen auf HIV/Aids von entscheidender Bedeutung sind. Es handelt sich dabei um das wissenschaftliche, religiöse und traditionelle Paradigma. Alle drei Paradigmen tragen in der HIV/Aids -Bekämpfung auf unterschiedliche Weise zu Erklärungen und Lösungsansätzen bei. [113]
- Das **wissenschaftliche Paradigma** versteht die Vorgänge in der Natur als Phänomene, die gewissen Regeln folgen. Sehr viele biologische Prozesse unterliegen naturwissenschaftlichen Gesetzen und folgen weitgehend dem Zufallsprinzip. Ergebnisse lassen sich teilweise nur als Wahrscheinlichkeiten unter Anwendung statistischer Methoden berechnen. Beobachtete Konsequenzen und statistisch berechnete Wahrscheinlichkeiten bilden auch die Basis für wissenschaftliche klinische Forschung über Krankheiten und Therapien.
- Als **religiöses Paradigma** wird eine Weltanschauung bezeichnet, die sich in den großen Weltreligionen über einen langen historischen Zeitraum ausgeprägt hat. In Afrika begegnet uns dieses Paradigma in den christlichen Kirchen, die seit dem 19. Jahrhundert als Folge der Missionsbewegung in vielen afrikanischen Ländern entstanden sind und sich mit der ursprünglichen Religion und Tradition auseinandergesetzt haben, aber auch ganz neue Aspekte in das Verständnis von Krankheit und Heilung ein-

Bei allen großen Weltreligionen gibt es einen Kodex moralischer Normen, der Einfluss nimmt auf das menschliche Verhalten. All dies hat Konsequenzen für die religiöse Interpretation einer Krankheit wie Aids.

113 Vgl. hierzu: Benn C 2002.

gebracht haben. Trotz der großen Vielzahl von theologischen Interpretationen und kirchlichen Traditionen basiert das zentrale Element der christlichen Weltanschauung auf der Annahme, dass es einen Gott gibt, der die Welt erschaffen hat und die Geschichte beeinflusst und zu dem man Zugang durch Gebet und Hingabe findet. Bei allen großen Weltreligionen gibt es einen Kodex moralischer Normen, der Einfluss nimmt auf das menschliche Verhalten. All dies hat Konsequenzen für die religiöse Interpretation einer Krankheit wie Aids.

- Religiöse Normen hinsichtlich menschlicher Sexualität sind überraschend ähnlich. Moslems, Juden, Christen und andere Religionen halten sich großenteils an das Ideal von Sexualität in einer lebenslangen ehelichen Partnerschaft. Verbote gelten für sexuelle Kontakte außerhalb der Ehe, die in der Regel nicht akzeptiert sind. Diese Gemeinsamkeiten haben auch zu einer **gemeinsamen Erklärung der Religionsgemeinschaften** zu HIV/Aids vor den Vereinten Nationen geführt. [114]

Als traditionelle Weltanschauung wird eine Haltung bezeichnet, die ebenfalls sehr stark religiös beeinflusst ist, aber eher auf magisch-religiösen Vorstellungen beruht.

- Als **traditionelle Weltanschauung** wird eine Haltung bezeichnet, die ebenfalls sehr stark religiös beeinflusst ist, aber eher auf magisch-religiösen Vorstellungen beruht, die vorwiegend lokale Ursprünge haben und nicht durch historisch gewachsene Organisationsstrukturen tradiert werden wie in den großen christlichen Kirchen und anderen Weltreligionen.
- Afrikanische Wissenschaftler beschreiben in sehr eindrucksvoller Weise, wie Menschen durch die Konfrontation mit HIV/Aids **zwischen verschiedenen Weltanschauungen** und Interpretationsmustern hin und her gezogen sind. [115]

Bei vielen Menschen besteht die Annahme, dass HIV/Aids durch Zauberei verursacht wird. Zauberei ist für viele Menschen ein gültiges und relevantes Erklärungsmuster für Krankheit und Unglück in ihrem Lebenskontext.

- In **traditionellen Gesellschaften** werden viele Erkrankungen mit anderen negativen Ereignissen, wie Unglück, zusammen gesehen, und ein solches Unglück mit dem negativen Handeln eines anderen Menschen in Zusammenhang gebracht wird. Bei vielen Menschen herrscht die Auffassung, dass HIV und Aids durch Zauberei (witchcraft) verursacht werden.
- Allerdings haben Übersetzungen von lokalen Bezeichnungen, wie „Zauberei" in westlich geprägten Kulturkreisen oft einen negativen Klang, den sie in ihrem ursprünglichen Bedeutungszusammenhang nicht notwendigerweise besitzen. **Zauberei** in dem Sinne, dass Krankheiten durch externe Mächte verursacht sind, ist für viele Menschen ein gültiges und relevantes Erklärungsmuster für Krankheit und Unglück in ihrem Lebenskontext. Zauberei kann aber auch als bewusste oder unbewusste Verdrängungsstrategie dienen, um der Auseinandersetzung mit individuellem Verhalten als Ursache von Aids ausweichen zu können.

---

114 World Council of Churches 2001.
115 Magesa 2000.

- Gerade bei einer neuen Krankheit, für die es in der bisherigen Erfahrung keine Erklärungsmuster gibt und der offensichtlich viele junge Menschen zum Opfer fallen, was als unnatürlich empfunden wird, sind **wissenschaftliche Begründungen** nicht sehr überzeugend. Vielmehr führt diese Situation bei vielen Menschen zu der Überzeugung, dass es sich bei diesem Phänomen um den Eingriff von magischen oder kosmischen Kräften handelt, um Strafe für Fehlverhalten oder Tabuübertretungen.
- **In der Praxis** hat es für die Aids-Bekämpfung eine große Bedeutung, ob Aids mit einem sexuell übertragbaren Virus, mit der Erosion der Sexualmoral oder mit einer Tabuübertretung in Zusammenhang gebracht wird.
- **Beispiel Kondome**: Für das wissenschaftliche Paradigma gilt, dass Kondome die Wahrscheinlichkeit der HIV-Übertragung wesentlich senken können. Für das traditionelle Erklärungsmodell sind Kondome in der HIV-Prävention nicht sehr relevant, da die Ursachen der neuen Krankheit in Tabuverletzungen zu suchen sind, gegen die Kondome keinen Schutz bieten können. Im religiösen/kirchlichen Paradigma werden Kondome oft abgelehnt, da sie mit dem Ideal der Treue in der Partnerschaft nicht zu vereinbaren sind und ihr Gebrauch daher gegen dieses Prinzip verstößt. Die drei Paradigmen beschreiben jedoch nur einen Teil der Realität. Hier würde man als viertes Paradigma noch das „Patriarchat“ hinzufügen, das Männern die Kontrolle über die Sexualität von Frauen gibt und sie die Konsequenzen ihrer Handlungen, z. B. keine Kondome benutzen zu wollen, nicht bedenken lässt. Schließlich leben Menschen auch noch unter sozio-ökonomischen Zwängen, die es ihnen nicht erlauben, Kondome zu erwerben.
- Eine an die kulturellen Gegebenheiten angepasste HIV/Aids-Prävention wird anstreben, die drei Paradigmen Wissenschaft – Religion – Tradition zu berücksichtigen und wenn möglich zu **integrieren**.

HIV/Aids-Prävention wird anstreben, die drei Paradigmen Wissenschaft – Religion – Tradition zu integrieren.

- Ansätze zu einer solchen **Integration** gibt es verschiedentlich. Dass in Uganda die Jugendlichen ihr Sexualverhalten geändert haben, lässt sich teilweise auf die Integration der medizinisch-wissenschaftlichen Erklärungen der HIV-Übertragung in das **Selbstbild** der Jugendlichen zurückführen.
- In Sambia wird in einigen Gebieten das **Ritual der „Reinigung“** einer Frau nach dem Tode des Mannes, das traditionellerweise durch Sexualverkehr mit einem Bruder des Verstorbenen durchgeführt wurde, durch andere Mittel, wie z. B. den Gebrauch von Kräutern und Wurzeln, vollzogen. Diese Mittel haben die gleiche spirituelle und symbolische Funktion wie Sexualverkehr, sind aber nicht mit dem Risiko der HIV-Übertragung behaftet. Die Menschen integrieren das traditionelle Weltbild und Handeln mit den Lehren und Erfahrungen des westlich-wissenschaftlichen

Ansätze zu einer erfolgreichen Integration der Paradigmen werden aus verschiedenen Ländern berichtet.

Modells. Programme, die **Genitalverstümmelung** von Mädchen bekämpfen, versuchen eine Bewusstseinsbildung aller Beteiligten zu erreichen, auch und gerade der Frauen, die diese Traditionen aufrechterhalten. Dabei werden gleichzeitig die gesellschaftlichen Rahmenbedingungen dahingehend geändert, dass diese Praktiken nicht mehr notwendig sind.

Das Positive in Kultur und Tradition sollte erhalten und gefördert werden, das die Menschen Einschränkende und Zerstörende (harmful practices) jedoch geändert werden.

- Auch von den **Kirchen** ist vermehrt der Ruf zu hören, dass die Kultur kritisch hinterfragt werden muss, und dass es dabei auch um eine Auseinandersetzung mit den religiösen Inhalten und ihres Zusammenspiels mit den Traditionen kommen muss. Dabei ist Kultur nie einfach abzulehnen. Gerade die Kirchen betonen, dass das Positive in der Kultur und Tradition erhalten und gefördert, das die Menschen Einschränkende und Zerstörende (harmful practices) jedoch geändert werden muss. Hier liegt eine Chance, dass die HIV-Epidemie, bei allen ihren katastrophalen Folgen, zu einem kritischen Umgang mit den bestehenden Paradigmen und zu einer Verbesserung der Situation der Menschen führen kann.[116]

116 Ecumenical Consultation 2001.

16 Kirchen, Theologie und HIV/Aids

16.1 Auftrag der Kirchen

- Es besteht zunehmend die Hoffnung, dass Kirchen **aktive Partner** in der Bekämpfung von HIV/Aids und damit ihrer eigentlichen Berufung gerecht werden, denn aus mehreren Gründen tragen die Kirchen eine besondere Verantwortung in Bezug auf HIV/Aids.

Es besteht zunehmend die Hoffnung, dass Kirchen aktive Partner in der Bekämpfung von HIV/Aids und damit ihrer eigentlichen Berufung gerecht werden.

- Die Botschaft und die Handlungen Jesu waren darauf ausgerichtet, Menschen **umfassende Heilung** zu bringen sowie Diskriminierte und Ausgestoßene gesellschaftlich und religiös zu integrieren. Dieser Auftrag gilt unverändert auch für die Nachfolger und Nachfolgerinnen Jesu in den verschiedenen Kirchen.
- Kirchen sind Teil der **Zivilgesellschaft**. Sie können und dürfen sich nicht den brennenden sozialen Problemen in ihrem Umfeld entziehen, sondern sind aufgefordert, ihren Beitrag zu deren Bewältigung zu leisten.
- Kirchen haben den Anspruch, auf die **Verhaltensweisen** von Menschen einzuwirken. Das Ziel ist die Vermittlung von Werten und ethischen Normen, die lebensfördernd und -bewahrend sind.
- Kirchen haben einen **seelsorgerlichen Auftrag**, Solidarität zu üben mit allen Menschen, die direkt oder indirekt unter HIV/Aids leiden.
- Die Kirchen haben in weiten Teilen der Welt eine außerordentliche **Bedeutung für die einzelnen Menschen** und die Gemeinden. In Afrika, Asien und Lateinamerika spielen Kirchen eine Rolle im Leben der Menschen, die sich mit der in vielen Ländern Europas nicht annähernd vergleichen lässt.
- Kirchen haben vielfältige **Ressourcen, z. B. Gesundheitseinrichtungen**. Sie haben Netzwerke, die bis in die entferntesten Gebiete der Länder reichen. Die bedeutendste Ressource sind die Gläubigen, also die Kirchenmitglieder selbst, mit ihren unterschiedlichen Begabungen und Talenten, von denen viele ihre Arbeit als freiwillige Helfer/innen in den Kirchengemeinden tun.

Kirchen haben vielfältige Ressourcen, wie z. B. Gesundheitseinrichtungen. Sie haben Netzwerke, die bis in die entferntesten Gebiete der Länder reichen. Die bedeutendste Ressource sind die Gläubigen selbst.

- Es gibt keinen Bereich in der Bekämpfung von Aids, der nicht prinzipiell von den Kirchen abgedeckt werden könnte: In Erziehung, Information und Aufklärung können Kirchen viele Menschen erreichen, vor allem junge Menschen, Frauen usw.; Kirchen können auch Bevölkerungsgruppen erreichen, die vielleicht den kirchlichen Aktivitäten ferner stehen, wie Sex Worker und Drogenabhängige. Allerdings haben einige Kirchen diesen „Randgruppen" gegenüber **Vorbehalte**, die ihnen ein offenes

Umgehen mit der Problematik erschwert. Kirchen sind auch aktiv in Ländern und Situationen, in denen die politische Struktur bedroht oder nicht vorhanden ist, wie z. B. im **Krieg**.

- Die kirchlichen Werke und ihre Partner können durch **Lobbyarbeit und Advocacy** bei den Regierungen im Norden und im Süden und bei den internationalen Institutionen zu einer Änderung der Politik beitragen.
- Zunehmend werden Kirchen auch international und von säkularen Organisationen als wichtige Partner bei der Überwindung von Aids wahrgenommen.

ARHAP: African Religious Health Assets Program

Das ARHAP-Programm geht von der Universität Kapstadt aus und führt in Verbindungen mit anderen Instituten und Universitäten weltweit wissenschaftliche Studien durch, die den „Beitrag von Religion zu Gesundheit" erforschen. Die Studien von ARHAP sollen das große und oft ungenutzte Potential der Kirchen/Gemeinden in Bezug auf Heilung, speziell angesichts der Herausforderung durch HIV/Aids, aufzeigen und „öffentlich" machen. Dies soll geschehen durch Publikationen in wissenschaftlichen Zeitschriften, durch den Dialog mit den Regierungen und den großen Geldgebern.

16.2 Engagement der Kirchen

- Aids und die Kirchen ist ein vielschichtiges Thema. Für viele gehören die Kirchen eher zum **Problem** selbst als zur Lösung. Sie werden in Verbindung gebracht mit rigider Sexualmoral und der Ablehnung von Präventionsmaßnahmen. Besonders sensible Themen sind Sexualaufklärung für Jugendliche, Benutzung von Kondomen, Drogengebrauch, die Unterdrückung der Frauen und die Genderproblematik.
- In der Tat haben die Kirchen oftmals erhebliche Schwierigkeiten gehabt, sich mit dem Thema HIV/Aids **konstruktiv** auseinander zu setzen, und nicht selten wurden Bemühungen um eine wirksame Prävention eher behindert als gefördert. Dies ist auch öffentlich anerkannt und bedauert worden.
- Trotz einer großen Anzahl von theologischen Vorarbeiten fällt es vielen Kirchen immer noch schwer, **vorurteilslos** Menschen mit HIV/Aids zu akzeptieren und alle Aufklärungs- und Präventionsanstrengungen mitzutragen. Einige Kirchen vertreten die Einstellung, dass HIV „die anderen betrifft", aber nicht die eigenen Gemeindemitglieder. Diese Haltung ist der HIV-Prävention abträglich, da sie zu Stigmatisierung und Verdrängung führt.

Kirchen haben oftmals erhebliche Schwierigkeiten gehabt, sich mit HIV/Aids konstruktiv auseinanderzusetzen, und nicht selten wurden Bemühungen um eine wirksame Prävention eher behindert als gefördert.

- Der Ökumenische Rat der Kirchen in Genf machte Aids schon relativ früh zu einem Schwerpunktthema und beauftragte eine Arbeitsgruppe, ein Grundsatzdokument zu den theologischen, ethischen und sozialen Fragen in Verbindung mit HIV/Aids zu erstellen.[117] In dieser Studie wurde Sexualität als gute Gabe Gottes interpretiert, wurde die Kirche als inklusive Gemeinschaft bezeichnet, die Menschen mit HIV/Aids bedingungslos akzeptieren sollte, wurden Kondome als wichtiger Teil der Aids-Prävention anerkannt, und die Kirchen aufgefordert, sich mit ganzer Kraft dafür einzusetzen, dass Diskriminierung von HIV-Infizierten und Tabuisierung von Aids in allen Gesellschaften beendet werden sollte. Diese Thesen wurden vom Zentralausschuss des ÖRK 1996 offiziell angenommen und allen Mitgliedskirchen zum Studium und zur Umsetzung empfohlen.
- In vielen Ländern haben die Kirchen jedoch durchaus zu einer wirksamen Aufklärung und einer menschenwürdigen Betreuung von Menschen mit HIV/Aids beigetragen. Inzwischen gibt es eine Reihe von **hoffnungsvollen Ansätzen und guten Beispielen**.

In vielen Ländern haben die Kirchen wesentlich zu wirksamer Aufklärung und einer menschenwürdigen Behandlung von Menschen mit HIV/Aids beigetragen.

- Vor allem im Bereich von Pflege und Versorgung sind Kirchen aktiv. Vielerorts sind sie engagiert in häuslicher Krankenpflege **(Home Care)**, Versorgung von Waisenkindern u. a. Meist sind es die Frauen in den Gemeinden, die diese Projekte in ehrenamtlicher Arbeit durchführen. Hier besteht Bedarf für eine größere Verbreitung dieser Interventionen, Unterstützung der bestehenden Initiativen und Entlastung der Frauen in dieser Tätigkeit.
- Viele Kirchen unterhalten **Krankenhäuser** und andere Gesundheitseinrichtungen. In Afrika stellen sie bis 60 % der Gesundheitsversorgung. Der tatsächliche Anteil ist wahrscheinlich noch um Einiges höher, da kirchliche Krankenhäuser oft besser ausgerüstet sind als die staatlichen und daher eine effektivere und qualitativ bessere Versorgung leisten können. Sie können auch einen wichtigen Beitrag zur Ausbreitung der ARV-Therapie für Aids-Patient/innen leisten.

Kirchlichen Gesundheitseinrichtungen kommt, gerade bei Aids, eine entscheidende Rolle zu. Das umfasst auch den Bereich antiretrovirale Therapie.

- **Religiöse Organisationen (faith-based organizations)** haben entscheidend zur Verhinderung der Ausbreitung von HIV im Senegal und im Zurückdrängen der Epidemie in Uganda beigetragen. Dies verdeutlicht die Bedeutung der Kirchen, die weit über die Relevanz für ihre „Mitglieder" hinausgeht, sondern einen wichtigen gesellschaftspolitischen Auftrag wahrnimmt. Z. B. gaben in einer Studie in Südafrika die Befragten an, dass religiöse Organisationen für sie eine wichtige Informationsquelle zu HIV/Aids seien.[118]

---

117 Ökumenischer Rat der Kirchen: Facing AIDS 1997.

118 Human Sciences Research Council 2002.

- Viele Projekte sind im kleinen Maßstab, z. B. auf **Gemeindeebene**, erfolgreich, es fehlen jedoch die nötigen Ressourcen, um sie im großen Maßstab durchzuführen. Kirchen sollten Anstrengungen koordinieren und einzelne Projekte, die sich als erfolgreich gezeigt haben, erweitern und im großen Maßstab durchführen (scaling up).
- Menschen mit HIV werden nicht immer von den Kirchen akzeptiert. Die Stimmen von Menschen mit HIV sollten in der Kirche gehört werden. Jedoch gibt es auch hier positive Beispiele.

What can I do? The HIV/AIDS ministry and messages of Gideon Byamugisha. Ein Video in Englisch von Strategies of Hope. [119]

Das Video zeigt Canon Gideon Byamugisha aus Uganda, den ersten afrikanischen Geistlichen, der sich öffentlich zu seiner HIV-Infektion bekannt hat. Viele Kirchen überall in der Welt haben ignoriert, dass HIV/Aids ihre eigenen Gemeinschaften betrifft. In diesem Video spricht Canon Byamugisha über die Notwendigkeit für die Kirchen, damit aufzuhören, Menschen mit HIV zu verurteilen und zu stigmatisieren und ihnen statt dessen Liebe und Unterstützung zu geben. Die Kirchen sollen Hoffnung und nicht Angst verbreiten. Mit der Unterstützung seiner Familie, von Freunden und seiner Kirche ist es Canon Byamugisha gelungen, seinen einzigartigen Dienst in vielen Ländern auszuüben. Er ist überzeugt, dass HIV/Aids eine Krankheit ist, die sowohl verhütet als auch behandelt und gemeistert werden kann. Er möchte andere, vor allem Personen in leitenden Funktionen in den Kirchen, ermutigen, diese Botschaft den Menschen zu vermitteln.

Das Video ist unterteilt in verschiedene Abschnitte (z. B. Umgang mit Stigma; Herausforderungen für die Kirche) und hat ein Handbuch für Moderator/innen für Gruppenarbeit.

In der Ökumenischen Konsultation der Kirchen zu HIV/Aids in Afrika verpflichteten sich Kirchen, Stigma und Diskriminierung zu überwinden und Frauen und Mädchen zu stärken.

- Im Jahre 2001 verabschiedete die **„Ökumenische Konsultation der Kirchen zu HIV/Aids in Afrika"** in Nairobi einen weitreichenden Aktionsplan. [120] Die Kirchen verpflichten sich unter anderem, Menschen mit HIV zu unterstützen und in kirchliche Aktivitäten einzubeziehen; Curricula für theologische Ausbildung entsprechend zu revidieren; Frauen und Mädchen zu ermächtigen (empower); Männer zur Verhaltensänderung und Übernahme von Verantwortung zu befähigen; effektive Mittel der Prävention zu fördern, die Leben retten können. „Als Kirchen müssen wir uns der Verantwortung stellen, in unseren eigenen Strukturen Stigma und Diskriminierung zu überwinden. Die Wahrheit ist,

119 Strategies of Hope 2004.
120 Ecumenical Consultation 2001.

dass wir alle nach dem Bilde Gottes gemacht sind. Das heißt, dass Diskriminierung eine Sünde ist, und jemanden zu stigmatisieren ist entgegen dem Willen Gottes."

- Zunehmend findet auch eine **inter-religiöse Zusammenarbeit** im Kampf gegen HIV/Aids statt, in vielen Ländern, in denen Christen und Christinnen mit Angehörigen anderer Glaubensgemeinschaften zusammen leben, und beginnend auch auf der Leitungsebene der Glaubensgemeinschaften.
- Eine 2004 herausgegebene **Erklärung von religiösen Führern** (außer Christen Vertreter und Vertreterinnen der Muslime, Buddhisten, Hinduisten, Juden) bekennt, dass „HIV und Aids keine Grenzen kennen. Alle religiösen Gemeinschaften leben mit HIV und Aids. Wir werden nicht ruhen, bis das Versprechen von ‚Zugang für Alle' und die Hoffnung auf eine Welt ohne HIV und Aids erfüllt sind". [121]

Eine 2004 herausgegebene Erklärung von religiösen Führern bekennt, dass „HIV und Aids keine Grenzen kennen. Alle religiösen Gemeinschaften leben mit HIV und Aids. Wir werden nicht ruhen, bis die Hoffnung auf eine Welt ohne HIV und Aids erfüllt sind".

Ecumenical HIV/AIDS Initiative in Africa (EHAIA)

Im Zusammenhang mit der Konferenz der Afrikanischen Kirchen zu HIV/Aids in 2001 wurde die „Ecumenical HIV/AIDS Initiative in Africa" (EHAIA) in Zusammenarbeit des Ökumenischen Rates der Kirchen und des All-Afrikanischen Kirchenrates auf den Weg gebracht. Sie arbeitet seither mit einem zentralen und vier regionalen Koordinator/innen mit den Hauptaktivitäten: Beratung und Kapazitätsbildung zur HIV/Aids-Arbeit in den Kirchen; Kurse zu HIV/Aids für Kirchenverantwortliche; Einbeziehung von HIV/Aids in theologische Ausbildung von Hauptamtlichen und Laien; Ausbildung für Leiter/innen von Gruppen von Frauen, Männern und Jugendlichen in den Kirchen. EHAIA arrangiert auch Austauschbesuche von Programmen und Ressourcepersonen. Eine Vielzahl von Materialien wurde produziert: theologische Texte und Predigthilfen zu HIV/Aids und Bestandsaufnahmen der Aids-Aktivitäten der Kirchen in verschiedenen Regionen. Zudem wird ein regelmäßiger Newsletter herausgegeben, der eine gute Übersicht über die Aktivitäten und andere Entwicklungen gibt. EHAIA hat durch seine Aktivitäten wesentlich zu einem höheren Stellenwert der HIV/Aids-Thematik in den Kirchen beigetragen. [122]

121 Statement der religious leaders, zu finden unter http://media.e-alliance.ch/iac2004/docs/stmt_rel_leaders_new.doc

122 Materialien und weitere Informationen zu finden unter der Homepage des Ökumenischen Rates der Kirchen: http://www.wcc-coe.org/wcc/what/mission/ehaia-e.html

16.3 Kirchen und Gender

- **Gender und vor allem Gewalt gegen Frauen sind Tabuthemen**, mit denen sich die Kirchen allzu oft nicht adäquat beschäftigen. Gender ist nicht naturgegeben und nicht von Gott kommend, sondern es hat mit den sozialen Beziehungen zwischen Männern und Frauen zu tun. Da es ein soziales Konstrukt ist, kann es auch sozial verändert werden.

Kirchen predigen häufig Unterordnung für Frauen und Autorität für Männer. Ihre Ansicht von Frauen trägt bei zur Gender-Ungerechtigkeit, die ein Schlüsselfaktor in der Ausbreitung von HIV/Aids ist.

- Die Kirchen sind aufgerufen, ihre **Einstellungen zu Frauen und zu Gender** ganz allgemein zu hinterfragen und entsprechend zu ändern. Kirchen tragen jedoch oft selbst zur Unterdrückung von Frauen bei. Die Reformierte Kirche in Nigeria sagt dazu: „Kirchen predigen Unterordnung für Frauen und Autorität für Männer. Ihre Ansicht von Frauen trägt bei zur **Gender-Ungerechtigkeit, die ein Schlüsselfaktor** in der Ausbreitung von HIV/Aids ist. Spezifisch angesprochen werden müssen negative kulturelle Praktiken, die Frauen mehr verletzlich machen. Außerdem müssen theologische Ausbildung und Bibelarbeit so ausgerichtet sein, das sie Gender thematisieren, das Bild von Frauen als Sexualobjekte bekämpfen und den Respekt für Frauen fördern." [123]
- Alle Kirchenverantwortlichen sollten ihre eigenen Auffassungen von den Rollen von Männern und Frauen im Lichte der Gender-Gerechtigkeit revidieren. Gender-Gerechtigkeit sollte auch innerhalb der kirchlichen Strukturen, etwa bei Ämtern und in der Frauenordination, angestrebt werden. Frauen müssen in den Kirchen eine Stimme erhalten. Vor allem **junge Mädchen** sollten, als besonders verletzliche und unterdrückte Gruppe, geschützt und gefördert werden.
- Das Erreichen von Gender-Gerechtigkeit darf keineswegs als Problem der Frauen bzw. von „Frauenförderung" gesehen werden. Wesentlich ist, dass **patriarchale Strukturen in Frage gestellt werden**. Gefordert ist eine größere verantwortliche Haltung der Männer im sexuellen Bereich, die Frauen nicht dem Risiko der HV-Infektion aussetzt, und eine veränderte Einstellung Frauen gegenüber im Allgemeinen. Dazu sollten Männer sich stärker an HIV/Aids-Arbeit beteiligen, die bisher überwiegend, auch in der Kirche, von Frauen getragen wird.

Ein tieferes und radikaleres Engagement der Kirchen ist notwendig, um Frauen und Mädchen zu schützen und zu ermächtigen und Gender-Gerechtigkeit zu erreichen.

- Es gibt dazu eine **zunehmende Zahl von Stellungnahmen** der Kirchen weltweit, die die Genderproblematik offensiver und selbstkritischer thematisieren. So sagte die Konsultation der Kirchenführer bei der 8. Generalversammlung des All-Afrikanischen Kirchenrates 2003 in Kamerun: „Wir verkündigen und agieren auf der Erkenntnis, dass der Herr unser Gott die Menschheit nach seinem Bild geschaffen hat. In seinem Bild schuf er sie männlich und weiblich, er machte sie eins in Chris-

123 http://www.warc.ch/update/up132/13.html

tus. Daher schwören wir Gender-Ungleichheit ab, die Männer und Jungen zu risikoreichem Verhalten, Dominanz und Gewalt verleitet; die Mädchen und Frauen Entscheidungsbefugnisse und Eigentumsrechte versagt und sie dadurch aussetzt der Gewalt, der Anklage des Hexentums, des Eigentumsraubes bei Witwen und des Verkaufens von Sex für das Überleben – alles das treibt HIV Infektion voran." [124]

- Diese die Kirchen zu größerem Engagement aufrufenden Verlautbarungen haben die Kluft **zwischen Anspruch und Wirklichkeit** in der Gender-Problematik in den Kirchen bisher jedoch noch nicht wesentlich verringern können. Ein tieferes und radikaleres Engagement der Kirchen ist hier vonnöten, um Frauen und Mädchen zu schützen und zu ermächtigen und Gender-Gerechtigkeit zu erreichen.

16.4 Heilende Gemeinde

- Die Kirchen/Gemeinden haben angesichts von HIV/Aids die Chance, **heilend in Bezug auf verschiedene Dimensionen** zu wirken. [125] In der körperlichen Dimension durch Pflege der Kranken und Einsatz für den Zugang zu antiretroviraler Behandlung; in der sozialen Dimension durch den Abbau von Stigma und Diskriminierung, der Bildung eines sozialen Netzes für Betroffene; in der spirituellen Dimension durch Vermitteln der heilenden Nähe Gottes durch Liturgien, Gebet, Fürbitte, Beistand für Sterbende (Heilung geschieht z. B. auch dann, wenn es möglich ist, dass Aidskranke im Frieden mit sich, mit den Mitmenschen und mit Gott sterben); in der politischen Dimension durch den Einsatz der Kirchen und Gemeinden, besonders in den reichen Ländern, für soziale Gerechtigkeit und für den Zugang zur ARV-Therapie.

Die Kirchen/Gemeinden haben angesichts von HIV/Aids die Chance, heilend zu wirken: körperlich, sozial, spirituell und politisch.

- „Heilend" zu sein bedeutet mehr als die helfende Zuwendung zu den Betroffenen. Volle Gemeinschaft ist mehr als Barmherzigkeit und Fürsorge. Viele HIV-Infizierte wollen keine Barmherzigkeit. Sie wollen angenommen sein, so wie sie sind. Sie wollen **Unterstützung und Solidarität**.

„Heilend" zu sein bedeutet mehr als die helfende Zuwendung zu den Betroffenen. Viele HIV-Infizierte wollen keine Barmherzigkeit. Sie wollen angenommen sein, so wie sie sind. Sie wollen Unterstützung und Solidarität.

- Eine Gemeinde kann nur dann zum Ort werden, an dem sich **Menschen mit HIV/Aids angenommen** fühlen und es wagen, sich mitzuteilen, wenn in den Gemeinden das Schweigen gebrochen und HIV/Aids zum Thema in Liturgie und Predigt wird – „Mainstreaming HIV/Aids" muss auch und gerade in allen kirchlichen Vollzügen nach innen und auch nach außen, in die Gesellschaft hinein, erfolgen.

---

124 http://www.wcc-coe.org/wcc/what/mission/ehaia-html/cameroon-covenant-e.html

125 Vgl. hierzu Beate Jakob: Kirche als heilende Gemeinschaft, 2005.

- Ein guter Schritt in diese Richtung sind **zwei Publikationen**: Das im Zusammenhang mit EHAIA (Ecumenical HIV/AIDS Initiative in Africa) entstandene Buch „Africa Praying“, eine umfassende Sammlung liturgischer Texte und Predigten zu HIV/Aids für unterschiedliche Lebenssituationen und Themenbereiche und die von Mission 21 und der Vereinten Evangelischen Mission gemeinsam herausgegebene Sammlung „God breaks the Silence. Preaching in Times of Aids“. [126]

Kirchen und religiöse Gruppen sind besonders dafür geeignet, spirituelle Betreuung der von HIV Betroffenen zu leisten. Diese Dimension wird in nicht-kirchlichen Diskussionen oft unterbewertet.

- Kirchen und religiöse Gruppen sind besonders dafür geeignet, **spirituelle Betreuung** der von HIV Betroffenen zu leisten. Diese Dimension wird in nicht-kirchlichen Diskussionen oft unterbewertet.
- Für die Zukunft der besonders betroffenen Länder wird es nicht nur darauf ankommen, ob es gelingt, die weitere Ausbreitung von Aids zu verhindern, sondern auch, ob es gelingt, die bereits Betroffenen psychisch und spirituell so zu begleiten, dass sie mit der gegenwärtigen höchst traumatischen Situation umgehen können und weiterhin in das Leben der Gemeinschaft und in den Wirtschaftsprozess integriert bleiben. Dazu kann die Seelsorge und die **Mobilisierung spiritueller Kräfte** ganz entscheidend mit beitragen.
- In vielen außereuropäischen Ländern ist der **Glaube** in einem sehr viel größeren Maße Bestandteil des täglichen Lebens. Seelsorgeangebote und das persönliche Gebet mit Angehörigen oder Betreuer/innen werden von vielen Betroffenen nicht nur in kirchlichen Einrichtungen selbstverständlich in Anspruch genommen.
- In vielen Fällen finden Menschen gerade in der schweren Krankheitsphase zu einem **starken Glauben**. Sie vertrauen auf Gottes Liebe und unbedingte Annahme. Dies gibt ihnen Hoffnung und Kraft, die vielfältigen Herausforderungen zu bewältigen.
- Eine gute spirituelle Betreuung hängt aber auch ab von einer angemessenen **Theologie**, die die Betroffenen nicht verurteilt und ein Bild der Kirche als Leib Christi vermittelt, aus der niemand aufgrund einer Krankheit ausgeschlossen werden darf.

Masangane, Südafrika

Masangane ist ein Projekt der Moravian Church (Herrnhuter Kirche) in Südafrika und heißt übersetzt „Wir umarmen uns“. Der Name soll zum Ausdruck bringen, dass es um die menschliche und fachliche Zuwendung zu Menschen mit HIV/Aids geht. Begonnen hat es als Programm der häuslichen Betreuung von Kranken und Versorgung von Waisenkindern. Seit zwei Jahren wird Aidstherapie (antiretrovirale Behandlung) durchgeführt. Im

126 Dube M 2003; Mission 21 und VEM 2005.

Masangane-Projekt ist die körperliche, soziale und spirituelle Dimension von Heilung eindrücklich verwirklicht: Todkranke Menschen bekommen Zugang zur Therapie in einer Region, in der die Regierung (noch) kein Therapie-Programm hat. In Unterstützungsgruppen (support groups) fühlen sie sich angenommen und ermutigen sich gegenseitig, offen mit HIV zu leben. Junge Menschen sagen, dass Gott sie heilend berührt.

16.5 „Aids verändert Theologie positHIV"

- Auch in Deutschland haben die Kirchen oft Schwierigkeiten gehabt, sich adäquat und für die Betroffenen förderlich mit HIV/ Aids auseinanderzusetzen. Menschen, die der Kirche ferner stehen, sind durch die **teilweise ablehnende Haltung von Kirchen** verletzt worden. Diese Haltung der Kirchen hat sich nicht zuletzt durch ihr Engagement im Aktionsbündnis gegen Aids in den letzten Jahren verändert.
- Die im Rahmen des Aktionsbündnisses veranstaltete Tagung „Aids verändert Theologie positHIV" im Jahr 2004 hat folgenden Appell verfasst: [127]
- „Wir fordern Theologie und Kirche auf, die Betroffenheit aller Kirchen als einer **in ihrer Gesamtheit von HIV/Aids betroffenen Gemeinschaft** wahrzunehmen und in die gesellschaftliche Diskussion einzubringen. Vor diesem Hintergrund sehen wir jetzt den Kairos gekommen, dass sich Kirche und Theologie im Angesicht von HIV/Aids positiv verändern. Aufgrund des globalen Charakters der HIV/Aids-Pandemie und unserer zahlreichen ökumenischen Erfahrungen in diesem Kontext steht für uns fest, dass all dies nur im ökumenischen und weltweiten Dialog bearbeitet werden kann."

Die Tagung „Aids verändert Theologie positHIV" fordert Kirche und Theologie auf, die Betroffenheit aller Kirchen als einer in ihrer Gesamtheit von HIV/Aids betroffenen Gemeinschaft wahrzunehmen und in die gesellschaftliche Diskussion einzubringen.

- U. a. fordert der Appell:
  - **Sexualität** als Geschenk, Gabe und Aufgabe Gottes zu begreifen;
  - Frauen und Männern dabei zu helfen, ihre je eigene Sexualität zur Sprache zu bringen und ihr Ausdruck zu verleihen;
  - **Frauen** in Fragen von Sexualethik ein gleichberechtigtes Mitspracherecht zu geben;
  - ihre Sexualethik nicht als Macht- und Kontrollinstrument zu verstehen, sondern ihren Kirchenmitgliedern zu helfen, ihre Sexualität verantwortlich zu leben;

127 Appell der Tagung in Bad Boll.

Es wird gefordert, dass Kirchen die Zusage vom lebensbejahenden Gott deutlich machen, die Relikte vom strafenden Gott überwinden, und das Thema in allen Bereichen der Theologie berücksichtigen.

- kritisch zu hinterfragen, ob im Hinblick auf HIV/Aids in Verkündigung und Seelsorge die Zusage vom **lebensbejahenden Gott** allzeit und überall deutlich genug gemacht wird;
- die **globale strukturelle Ungerechtigkeit**, die Menschen ihrer fundamentalen Rechte beraubt, sowie die Armut aufgrund der ungerechten Verteilung von Ressourcen (mangelnder Zugang zu Bildung, Ernährung und medizinischer Versorgung etc.) zu thematisieren und zu überwinden suchen;
- ihre **Mitschuld** dort zu erkennen, wo sie durch ihre Praxis dazu beigetragen haben, dass ungerechte Strukturen nicht beseitigt und so die Ausbreitung von Aids nicht eingedämmt wurden;
- das Thema nicht nur in der theologischen Ethik und Pastoraltheologie aufzugreifen, sondern in allen Bereichen der **Theologie** zu berücksichtigen und dabei auch den gesamten universitären Kontext mit einzubeziehen (Mainstreaming HIV/ Aids);
- dabei auch nach Möglichkeit das Gespräch mit **Menschen, die mit HIV und Aids leben**, und die weltweite Kooperation zu suchen.

17 Glossar

Adherence (Adhärenz)
Schätzt ein, wie sehr Patienten und Patientinnen sich an Therapierichtlinien halten. Dabei wird die partnerschaftliche und aktive Zusammenarbeit zwischen Arzt/Ärztin und Patient/in betont

AIDS
Acquired Immunodeficiency Syndrome (Erworbenes Immunschwäche-Syndrom). Endstadium der HIV-Infektion

Antiretrovirale Medikamente
Spezifische, die Virusvermehrung unterdrückende Medikamente

Antiretrovirale Therapie
Behandlung mit antiretroviralen Medikamenten. Seit 1996 als „Kombinationstherapien" verschiedener Klassen von ARV, die die Sterblichkeit an HIV/Aids und das Auftreten von opportunistischen Infektionen wesentlich senken können

ART
Antiretrovirale Therapie (s. dort)

ARV
Antiretrovirale Medikamente (s. dort)

AZT (Zidovudin)
Ein antiretrovirales Medikament, das auch für die Senkung der Mutter-Kind-Übertragung von HIV verwandt wird

Best Practice
Programme, Projekte und Initiativen, die beispielhaft und wegweisend sind

Care
Behandlung/Pflege/Betreuung. Umfasst außer medizinischer und pflegerischer auch spirituelle, psychologische usw. Betreuung

CD4-Zellen
Untereinheit der weißen Blutkörperchen (Leukozyten), die spezifisch von HIV angegriffen werden

Commercial Sex Worker
Begriff, der anstelle von „Prostituierte“ verwandt wird. Er vermeidet die Charakterisierung der Frauen mit dem Begriff Prostituierte und dessen negative Bedeutung

Community
Gemeinde (politisch, kirchlich, usw.)

Counselling
Wird als feststehender Begriff für eine Beratung gebraucht, bei der dem/der Klienten/in geholfen wird, eigene Lösungen zu entwickeln. (s. Counselling and Testing)

Counselling and Testing
HIV Counselling and Testing ist eine Einheit von Beratung vor und nach einem (freiwilligen) HIV-Test

CSW
Siehe: Commercial Sex Worker

Diskordanter HIV-Status
Wenn ein Partner HIV-positiv und ein Partner HIV-negativ ist

Epidemiologie
Wissenschaft von der Verteilung der Krankheiten innerhalb der Bevölkerungen und ihrer Determinanten

Fensterperiode (window period)
Zeit von der HIV-Infektion bis zum Auftreten eines positiven HIV-Tests, normalerweise 6–12 Wochen

Gender
Bezieht sich auf die sozialen Rollen und Beziehungen von Frauen und Männern, in Ergänzung zu dem Begriff „Geschlecht“, der mehr auf die biologischen Unterschiede hinweist

Generika, generische Medikamente
Medikamente, die keine „Markenmedikamente“ sind und auf die kein Patentschutz besteht

Globaler Fonds zur Bekämpfung von Aids, Tuberkulose und Malaria (Global Fund to Fight AIDS, Tuberculosis and Malaria)
Fonds, der von der UN-Sonder-Generalversammlung zu HIV/Aids beschlossen wurde und der eine gemeinsame Aktion von Regierungen, Zivilgesellschaft und privaten Geldgebern darstellt

HAART
Highly Active Antiretroviral Therapy (Hochaktive antiretrovirale Therapie). Behandlung mit antiretroviralen Medikamenten, die eine Kombination von verschiedenen Medikamenten vorsieht, und die Zahl der Viren wirksam reduziert

HIV
Human Immunodeficiency Virus (Humanes Immunschwäche-Virus)

HIV-Status
Gibt an, ob jemand HIV-positiv (mit HIV infiziert) oder HIV-negativ (nicht mit HIV infiziert) ist, durch einen HIV-Test

Home Based Care
Häusliche Krankenpflege. Meint die Betreuung der von HIV Betroffenen, die von Gemeinden selbst durchgeführt wird

IEC (Information, Education, Communication)
Information, Erziehung/Aufklärung, Kommunikation. Strategie in der HIV-Prävention

Inzidenz
Zahl der neu aufgetretenen Fälle einer Erkrankung in einem bestimmten Zeitraum bezogen auf eine bestimmte Bevölkerung

Männer, die Sex mit Männern haben (MSM)
Verwandt für „Homosexuelle". Betont den Verhaltensaspekt und nicht den Seins-Aspekt des homosexuellen Verhaltens

Mainstreaming
Einbeziehung eines Themas in alle Bereiche einer Organisation, deren Policies und Programme

Malaria
Infektionskrankheit, die durch Mücken übertragen wird

Menschen, die mit HIV leben
HIV-positive Menschen oder HIV-Infizierte

Mutter-Kind-Übertragung von HIV
Übertragung von HIV, die von der Mutter auf ihr Ungeborenes oder Neugeborenes erfolgt, auch vertikale Übertragung genannt

Nevirapin
Ein antiretrovirales Medikament, das auch für die Reduktion der Mutter-Kind-Übertragung von HIV verwandt wird

Opportunistische Infektionen
Erkrankungen, die durch die Schwächung der Immunabwehr bei der HIV-Infektion auftreten

Peer group
Gruppe von Menschen, die im selben sozialen Umfeld leben (Schüler, Gruppe eines Berufes usw.)

Pilot-Projekt
Projekt (oder Programm), das in kleinerem Maßstab eine neue Intervention einführt, um Erfahrungen zu sammeln und die Intervention zu testen, mit dem Ziel, sie anschließend im großen Maßstab durchzuführen

PLWHA
People living with HIV/AIDS (Menschen, die mit HIV/Aids leben)

Prävalenz
Die Häufigkeit einer Erkrankung zu einem bestimmten Zeitpunkt bezogen auf eine bestimmte Bevölkerung

Prävention
Verhütung, Verhinderung, Vorbeugung

Querschnittsaufgabe
Die Einführung eines Themas in alle Bereiche einer Organisation

Safer Sex
Sexualverkehr mit Kondomen oder nicht-penetrierender Sexualverkehr

Scaling up
Ausdehnung des Bereiches von Interventionen, z. B. von lokaler auf nationale Ebene

Sexually Transmitted Diseases/Infections
Sexuell übertragbare Krankheiten

Sexuell übertragbare Krankheiten
Krankheiten, die durch Sexualverkehr übertragen werden: Syphilis, Chlamydien, Herpes Simplex Virus, Gonorrhö, HIV u. a.

Transmission
Übertragung (von HIV)

TRIPS-Abkommen
Trade Related Aspects of Intellectual Property Rights – Abkommen der WTO. Befasst sich u. a. mit Patenten von Medikamenten

Tuberkulose
Infektionskrankheit, übertragen durch Tuberkelbazillen. Häufigste opportunistische Erkrankung bei HIV in Afrika

VCT
Voluntary Counselling and Testing (freiwilliges HIV-Testen und Beratung): HIV-Testen mit vorhergehender und nachfolgender Beratung, das auf freiwilligem Einverständnis der Getesteten beruht (s. Counselling and Testing)

Vertikale Übertragung
HIV-Übertragung von der Mutter auf das Kind

UN
United Nations (Vereinte Nationen)

UNAIDS
Joint United Nations Programme on HIV/AIDS. Gemeinsames Programm von neun UN-Organisationen zur Bekämpfung von HIV/Aids

WHO
World Health Organisation (Welt-Gesundheits-Organisation)

Window period
Siehe „Fensterperiode“

WTO
World Trade Organisation (Welt-Handels-Organisation)

18 Literatur

Abuja Declaration (2001). http://www.oau.org/afrsummit/docs.htm

Asiimwe-Okiror G, Opio AA, Musinguzi J et al (1997). Change in sexual behaviour and decline in HIV infection among young pregnant women in urban Uganda. *AIDS* 15; 11(14):1757–63

Benn C (2002). The influence of cultural and religious frameworks on the future course of the HIV/AIDS epidemic. *Journal of Theology for Southern Africa*, 113:3–18

Benn C, Hyder A (2002). Equity and resource allocation in health care: Dialogue between Islam and Christianity. *Medicine, Health Care and Philosophy* 5, S. 181–9

Bundesregierung: Aktionsprogramm 2015. http://www.aktionsprogramm2015.de/www/home_1_1_2_f.htm

Byamugisha G (2000). *How can religious institutions talk about sexual matters?* Kampala, Uganda

Catholic AIDS Action Namibia (2005). http://www.caa.org.na/

Consten ECJ, van Lanshot JB, Henry PCh et al (1995). A prospective study on the risk of exposure to HIV during surgery in Zambia. *AIDS* 9:585–8

Coutsoudis A, Pillay K, Spooner E et al (1999). Influence of infant-feeding patterns on early mother-to-child transmission of HIV-1 in Durban, South Africa: a prospective cohort study. *Lancet* 354: 471–6

Dunkle C, Jewkes RK, Brown HC et al (2004). Gender-based violence, relationship power, and risk of HIV infection in women attending antenatal clinics in South Africa. *Lancet*, Vol 363, May 1, 2004, 1415–1421

Dube Musa (Hrsg) 2003. Africa Praying. A Handbook on HIV/AIDS Sensitive Sermon Guidelines and Liturgy, World Council of Churches, Geneva 2003

Ecumenical Advocacy Alliance (2005).
http://www.e-alliance.ch/hivaids.htm

Ecumenical Consultation on HIV/AIDS in Africa (2001). Plan of Action. http://www.wcc-coe.org/wcc/what/mission/ehaia-html/kenya-plan-of-action-e.html

Ecumenical HIV/AIDS Initiative in Africa (2005). http://www.wcc-coe.org/wcc/english.html

Ecumenical Pharmaceutical Network (2005). http://www.epnetwork.org/

Global Fund to Fight AIDS, Tuberculosis and Malaria (2005). http://www.theglobalfund.org/en/

Investing in the Future. The Global Fund at Three Years. Genf (2005). Update June 2005 available at: http://www.theglobalfund.org/en/about/replenishment/

Gregson S, Nyamukapa CA, Garnett GP et al (2002). Sexual mixing patterns and sex-differentials in teenage exposure to HIV infection in rural Zimbabwe. *Lancet*, 359(9321):1896–903

Grown C, Rao Gupta G, Pande R (2005).Taking action to improve women's health through gender equality and women's empowerment. *Lancet*, Vol 365, February 2005, S. 541–543

Guay LA, Musoke P, Fleming T et al (1999). Intrapartum and neonatal single-dose nevirapine compared with zidovudine for prevention of mother-to-child transmission of HIV-1 in Kampala, Uganda: HIVNET 012 randomised trial. *Lancet*, 354: 795–802

Henderson DK et al. (1990). Risk for occupational transmission of HIV-1 associated with clinical exposure. *Annals of Internal Medicine*,113:740–6

Human Sciences Research Council of South Africa (2004). http://www.hsrc.ac.za/

ILO (International Labour Organisation) (2001). *An ILO Code of Practice on HIV/AIDS and the world of work*. International Labour Office, Geneva, http://www.ilo.org/

Jakob, Beate (2005). Kirche als heilende Gemeinschaft. Die christliche Gemeinde und ihr Heilungsauftrag heute. In: *Ökumenische Rundschau 54 (2005), Heft 2, 174–194*

Jaffar S, Grant A, Whitworth J et al (2004). The natural history of HIV-1 and HIV-2 infections in adults in Africa: a literature review. Bulletin of the World Health Organisation, June 2004, 82(6), S.462–468. http://www.who.int/

Lallemant M et al (2004). Single dose perinatal Nevirapin plus standard zidovudine to prevent mother-to-child transmission of HIV-1 in Thailand. *New England Journal of Medicine*, 351(3): 217–228

Magesa L (2000). Recognizing the reality of African religion in Tanzania, in: James F Keenan (ed.), *Catholic Ethicists on HIV/AIDS Prevention*, Continuum, New York London, S. 76–84

Maman S, Mbwambo J, Hogan KM et al (2001). Women's barriers to HIV-1 testing and disclosure: challenges for HIV-1 voluntary counselling and testing. *AIDS Care*, 13(5):595–603

Medecins sans Frontieres (2005). A Guide to the Post 2005 World. http://www.msf.org

Medecins sans Frontieres (2005). Untangling the web of price reductions: a pricing guide for ARVs. http://www.accessmed-msf.org/

Medical Research Council South Africa (2005). http://www.mrc.ac.za/

Mission 21 und Vereinte Evangelische Mission (2005). God breaks the Silence. Preaching in the Times of Aids, Rheinbreitbach 2005

National Intelligence Council (2002): The next wave of HIV/AIDS: Nigeria, Ethiopia, Russia, India and China. http://www.cia.gov/nic/pubs/index.htm

Newell ML (1998). Mechanisms and timing of mother-to-child transmission of HIV-1. *AIDS* 12: 831–7

NIAID/NIH/DHHS (2001): Workshop Summary – Scientific Evidence on Condom Effectiveness for Sexually Transmitted Disease (STD) Prevention, July 20, 2001

Ökumenischer Rat der Kirchen (1997). AIDS und die Kirchen. Lembeck Verlag, Frankfurt am Main. In Englisch: Facing AIDS – the Challenge, the Churches' Response (1997). WCC Publications, Geneva

Okware S, Opio A, Musinguzi j, Waibale P (2001). Fighting HIV/AIDS: is success possible? *Bulletin of the World Health Organisation*, 79(12):1113–9

Open Society Institute (2005). (International Harm Reduction Development Program): Protecting the human rights of injecting drug users: The impact of HIV and AIDS. http://www.soros.org/initiatives/ihrd/articles_publications/publications/rights_20050228

Robert-Koch-Institut (2004). Eckdaten und Trends der HIV Epidemie in Deutschland. (Stand Ende 2004). http://www.rki.de//

Ruhl C, Pokrovsky V, Vinograd V (2002): The Economic Consequences of HIV in Russia. The World Bank Group. http://www.worldbank.org.ru/eng/group/hiv/

Ruxin J, Paluzzi JE, Wilson PA et al (2005). Emerging consensus in HIV/AIDS, malaria, tuberculosis, and access to essential medicines. *Lancet*, Vol 365, February 12, 2005, S. 618–621

Sachs J et al (2005). Investing in development: a practical plan to achieve the Millennium Development Goals. Zu finden unter: http://www.unmillenniumproject.org/reports/index.htm

Salomon JA, Hogan DR, Stover J (2005). Integrating HIV prevention and treatment. Public Library of Science Medicine, Vol 2, Issue 1, January 2005

Schwartländer B, Stover J, Walker N et al (2001). Resource needs for HIV/AIDS. *Science*, June 29, 292 (5526): 2434–43

Stepping Stones (2005). http://www.steppingstonesfeedback.org/

Stover J, Walker N, Garnett GP et al (2002). Can we reverse the HIV/AIDS pandemic with an expanded response? *Lancet*, 360 (9326): 73–7

Strategies of Hope (2004). What can I do? The HIV/AIDS ministry and messages of Gideon Byamugisha. (Video). http://www.stratshope.org/

TASO (The AIDS Support Organization) (2003).
http://www.tasouganda.org/

The Voluntary HIV-1 counselling and testing Efficacy Group (2000). Efficacy of voluntary HIV-1 counselling and testing in individuals and couples in Kenya, Tanzania, and Trinidad: a randomised trial. *Lancet*, 356:103–12

Treatment Action Campaign. http://www.tac.org.za/

UN (2005). Press release POP/ 918: World population to increase by 2.6 billion over next 45 years. http://www.un.org/News/Press/docs/2005/pop918.doc.htm

UNAIDS (2004). AIDS Epidemic update, December 2004. http://www.unaids.org/

UNAIDS (2004). 2004 Report on the Global AIDS Epidemic, July 2004 http://www.unaids.org/

UNAIDS (2005). The Global Response to AIDS: Making the Money Work. Communique from the High-Level meeting, 9 March 2005. http://www.unaids.org/

UNFPA (2002). State of the world's population: 2002: people, poverty and possibilities. http://www.unfpa.org/swp/swpmain.htm

UNICEF (2005). The state of the World's Children 2005: Childhood under threat.
http://www.unicef.org/publications/files/SOWC-005_(English).pdf

United Nations (1948). Die Allgemeine Erklärung der Menschenrechte. http://www.unhchr.ch/udhr/lang/ger.htm

United Nations (1966). International Covenant on Economic, Social and Cultural Rights.
http://www.unhchr.ch/html/menu3/b/a_cescr.htm

United Nations (1966). International Covenant on Civil and Political Rights. http://www.unhchr.ch/html/menu3/b/a_cescr.htm

United Nations (1981). Convention on the Elimination of all Forms of Discrimination Against Women (CEDAW)
(Konvention zur Eliminierung aller Formen von Diskriminierung gegen Frauen). http://www.ohchr.org/english/law/cedaw.htm

United Nations (1989). Convention on the Rights of the Child (CRC). http://www.ohchr.org/english/law/crc.htm

United Nations (2001). General Assembly Special Session on HIV/AIDS Declaration of Commitment.
http://www.unaids.org/UNGASS/index.html

United Nations Commission on Human Rights (2001). Access to medication in the context of pandemics such as HIV/AIDS.
http://www.unhchr.ch/huridocda/huridoca.nsf/(symbol)/E.CN.4.RES.2001.33.En?Opendocu

United Nations (2005). Commission on Human Rights (Menschenrechts-Kommission): Press release on the Report of the Special Rapporteur on Violence against women. http://www.unhchr.ch/huricane/huricane.nsf/view01/121FB6D9BB718ED8C1256FDB004F80D7?opendocument

United Nations High Commissioner on Refugees (2005). http://www.unhcr.ch/cgi-bin/texis/vtx/home

United Nations Office on Drug and Crime (2005). World Drug Report 2004. http://www.unodc.org/pdf/1dec2004/HIVAIDS_fs_G.pdf

WHO (2004). Antiretroviral drugs for treating pregnant women and preventing HIV infection in infants. http://www.who.int/reproductive-health/rtis/docs/arvdrugsguidelines .pdf

WHO (2005). Report 2005: Global tuberculosis control – surveillance, planning, financing. http://www.who.int/tb/publications/global_report/en/

WHO Test kit evaluations (2005). http://www.who.int/diagnostics_laboratory/evaluati ons/en/

WHO (2005). The 3x5 Initiative. http://www.who.int/3by5/en/

WHO (2005). ARV Toolkit. http://www.who.int/hiv/toolkit/arv/en/index.jsp

WHO (2005). AIDS Medicins and Diagnostics Service (AMDS). http://www.who.int/3by5/amds/en/

World AIDS Campaign (2005). Stop AIDS. Make the Promise Now. http://www.worldaidscampaign.org/index_en.htm

World Council of Churches (2001) Statement by Faith-Based Organizations Facilitated by the World Council of Churches for the UN Special General Assembly on HIV/AIDS. *International Review of Mission* 90 (359), S. 473–476

World Council of Churches (1997). Facing AIDS – the challenge, the Churches' response. WCC Study Document, WCC Publications, Geneva

WTO (1994). Agreement on trade-related aspects of intellectual property rights. WTO, New York

WTO (2001). Declaration on the TRIPS agreement and public health. Adopted 14 Nov 2001. http://www.wto.org/english/thewto_e/minist_e/min01_e/mindecl_trips_e.htm

Die Autoren

Dr. med. Sonja Weinreich MPH DTM&H

Sonja Weinreich ist Ärztin und Sozialwissenschaftlerin mit einer Spezialisierung in Public Health. Nach mehreren Jahren Arbeit in Deutschland (in der Chirurgie, als Hausärztin und in der Tropenklinik Paul-Lechler-Krankenhaus) war sie von 1995 bis 2000 in Lusaka, Sambia, in der Aids-Arbeit tätig mit verschiedenen Nicht-Regierungs-Organisationen. Seit 2001 ist sie HIV/Aids-Beraterin für die evangelische Entwicklungszusammenarbeit beim Deutschen Institut für Ärztliche Mission (Difäm) in Tübingen.

Dr. med. Christoph Benn MPH MA DTM&H

Christoph Benn ist als Arzt und Theologe spezialisiert auf Tropenmedizin und Public Health. Er war beteiligt an der Gründung des Globalen Fonds zur Bekämpfung von Aids, Tuberkulose und Malaria und ist gegenwärtig der Director of External Relations dieser Organisation in Genf. Für mehrere Jahre hat er als leitender Arzt am Bulongwa Lutheran Hospital in Tansania und als Aids-Koordinator der Evangelisch-Lutherischen Kirche in Tansania gearbeitet. Von 1992 bis 2003 war Christoph Benn beim Deutschen Institut für Ärztliche Mission in Tübingen beschäftigt, zuletzt als stellvertretender Direktor.